현대가정의학 시리즈 [19]

온 가족이 다함께 건강한 한 평생을!

자율신경 실조증 치료법

현대건강연구회 편

완벽한 사진해설

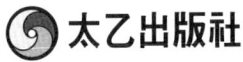
太乙出版社

머리말

최근에는 갱년기를 맞은 여성 뿐만이 아니라 중고령의 남성이나 젊은 사람들 중에서도 두통, 어깨 결림, 저림, 동계(動悸), 달아오름, 구역질 등 원인 불명의 증상을 호소하는 사람들이 늘고 있다.

태풍처럼 몰려오는 이러한 다양한 증상을 의학적으로는 '부정수소'라고 부르고 있다. 개중에는 특정한 병이 배후에 숨어 있는 경우도 있으나 대부분은 병원에서 여러 가지 검사를 해도 별다른 이상(異常)이 발견되지 않는다. 그 결과, "자율신경(自律神經) 실조증(失調症)이니 걱정할 것 없습니다. 신경쓰기 때문입니다."라고 의사가 말하는 경우도 적지 않은 것 같다.

그러나 이 경시되는 듯한 자율신경 실조증은 현재 의사 사이에서 상당히 주목되고 있는 병 가운데 하나이다. 자율신경 실조증은 문자 그대로 몸을 지배하는 자율신경의 작용이 흐트러지기 때문에 일어나는 증상이다. 자율신경은 손발을 움직이는 운동신경과는 달리 내장(內臟)의 작용 등 몸의 기능을 무의식적으로 컨트롤하는 신경이라고 바꾸어 말해도 좋을 것이다. 이 자율신경은 교감 신경(交感神經)과 부교감 신경(副交感神經)이라는 2개의 신경이 서로 협조하여 작용할 때 비로소 정상 기능이 된다. 자율신경 실조증은 이 자율신경의 균형이 깨진 상태이다.

사람에 따라서는 현재 증상이 나타나도 '기분 탓인가'라고 생각하는 동안에 어느 사이엔가 증상이 치유되어 버리는 경우도 있다. 정신적으로든 육체적으로든 고통이 한계에 달하여 일상 생활에까지 지장을 초래하는 사람도 적지 않다.

자율신경 실조증은 갱년기 장해로 일어나는 경우가 많다는 것으로도 알 수 있듯이 여성에게 매우 많은 병이다. 그러나 최근에는 스트레스 과잉 시대를 맞아 여성의 병으로 일컬어지던 자율신경 실조증이 남성들 사이에도 급증하고 있다. 인생의 한 모퉁이에 있는 중고년에게 특히 많은데, '남성 갱년기 장해'라고 부르기도 할 정도이다.

그럼 자율신경 실조증은 도대체 왜 여성에게 많았다가 노년과 남성에게도 증가되고 있는 것일까. 또 이 병은 어떤 원인으로 일어나는가. 바꾸어 말하면, 여성 특유의 호르몬 리듬과 남녀에게 공통되는 성격이나 체질, 그리고 스트레스가 크게 문제시 되는 것이라고 생각된다.

또 다른 병처럼 확실한 조사 데이터로 파악하기 위해 주위 사람들에게 병으로 이해시켜야 한다. 이 점도 본인에게 있어서는 큰 고통이다. 지금은 아직 자율신경 실조증을 전문적으로 취급하는 의사가 적기 때문에 자율신경 실조증이라는 병명이 안이하게 쓰이는 경향이 있다는 것도 부정할 수 없다. 그 때문에 한 쪽으로 밀쳐진 문제가 자율신경 실조증에는 산처럼 쌓여 있다.

그러나 최근에는 드디어 자율신경 실조증의 연구도 진행되어 한마디로 자율신경 실조증이라 해도 거기에는 몇 가지 타입이 있다는 것을 알게 되었다.

이 책에서는 자율신경 실조증으로 일어나는 여러 가지 증상에 대해 가정에서 치료하는 방법을 쉽게 설명하는 것과 동시에 최신의 연구성과를 토대로 자율신경 실조증의 해석을 행하고 있다. 자율신경 실조증에 빠지지 않기 위한 마음 가짐이나 생활의 지혜도 덧붙였으니 함께 읽어주기 바란다. 이 책이 자율신경 실조증으로 고민하는 여러분의 불안을 해소하고 건강을 되찾는데 복음서(福音書)가 된다면 더할 나위 없이 기쁘겠다.

차 례 *

머리말 ………………………………………………… • 7
자율신경 실조증 치료법
① 증상별 · 자율신경 실조증 치료법
피로해지기 쉽다 …………………………………… • 15
② 증상별 · 자율신경 실조증 치료법
발이 나른하다 ……………………………………… • 18
③ 증상별 · 자율신경 실조증 치료법
잠이 잘 오지 않는다 ……………………………… • 21
④ 증상별 · 자율신경 실조증 치료법
한밤중에 몇 번이나 잠이 깨고 아침에 깨었을 때
기분이 좋지 않다 ………………………………… • 24
⑤ 증상별 · 자율신경 실조증 치료법
손발이 저린다 ……………………………………… • 28
⑥ 증상별 · 자율신경 실조증 치료법
목, 어깨 결림 ……………………………………… • 31
⑦ 증상별 · 자율신경 실조증 치료법
등이 아프다 ………………………………………… • 35
⑧ 증상별 · 자율신경 실조증 치료법
머리가 무겁다, 나른하다 ………………………… • 38
⑨ 증상별 · 자율신경 실조증 치료법
현기증이 난다 ……………………………………… • 42

* 차 례

⑩ 증상별 · 자율신경 실조증 치료법
머리가 무겁다, 아프다 ·· ● 45

⑪ 증상별 · 자율신경 실조증 치료법
동계(動悸), 숨가쁨 ·· ● 49

⑫ 증상별 · 자율신경 실조증 치료법
식욕이 없다 ·· ● 52

⑬ 증상별 · 자율신경 실조증 치료법
위(胃)가 무겁다 ·· ● 55

⑭ 증상별 · 자율신경 실조증 치료법
배가 아프다 ·· ● 58

⑮ 증상별 · 자율신경 실조증 치료법
변비가 계속된다 ·· ● 61

⑯ 증상별 · 자율신경 실조증 치료법
설사가 계속된다 ·· ● 64

⑰ 증상별 · 자율신경 실조증 치료법
눈이 피로하다 ·· ● 67

⑱ 증상별 · 자율신경 실조증 치료법
발, 허리가 차다 ·· ● 71

⑲ 증상별 · 자율신경 실조증 치료법
초조하다 ·· ● 74

차 례 *

⑳ 증상별 · 자율신경 실조증 치료법
집중력이 없다, 끈기가 없다 ··· • *77*

㉑ 증상별 · 자율신경 실조증 치료법
생리통, 생리불순으로 고민하고 있다 ································· • *80*

① 체질을 근본적으로 개선하는 일상생활의 연구
호흡법 ··· • *84*

② 체질을 근본적으로 개선하는 일상생활의 연구
지압, 마사지 ··· • *87*

③ 체질을 근본적으로 개선하는 일상생활의 연구
한방약 ··· • *90*

④ 체질을 근본적으로 개선하는 일상생활의 연구
비타민 ··· • *93*

⑤ 체질을 근본적으로 개선하는 일상생활의 연구
약선(藥膳 ; 여성의 자율신경 실조증에는) ····················· • *95*

⑥ 체질을 근본적으로 개선하는 일상생활의 연구
약선(藥膳 ; 변비, 설사, 피로, 나른함에는) ··················· • *98*

⑦ 체질을 근본적으로 개선하는 일상생활의 연구
요가 ·· • *100*

⑧ 체질을 근본적으로 개선하는 일상생활의 연구
요가 ·· • *103*

* 차 례

자율신경 실조증을 치료하고 건강한 심신을 보존하기 위한 이론편

* 건강한 심신을 보존하기 위한 이론편
의외로 모르고 있는 자율신경의 이것이 정체 ················· ●*111*

* 건강한 심신을 보존하기 위한 이론편
폭풍과 같은 부정수소(不定愁訴)는 어째서 엄습해 오는가 ············ ●*118*

* 건강한 심신을 보존하기 위한 이론편
당신의 자율신경 실조증은 대체 어떤 타입인가 ················ ●*124*

* 건강한 심신을 보존하기 위한 이론편
자율신경 실조증이 여성에게 압도적으로 많은 이유 ·············· ●*131*

* 건강한 심신을 보존하기 위한 이론편
이런 증상도 자율신경 실조증이 원인이었다 ················· ●*139*

* 건강한 심신을 보존하기 위한 이론편
자율신경 실조증과 착각하기 쉬운 위험한 병 ················· ●*143*

* 건강한 심신을 보존하기 위한 이론편
병원에서는 이렇게 치료한다 ···························· ●*147*

* 건강한 심신을 보존하기 위한 이론편
이런 성격의 사람일수록 자율신경 실조증에 시달리기 쉽다 ········· ●*153*

* 건강한 심신을 보존하기 위한 이론편
마음가짐 하나로 자율신경 실조증 증상은 훨씬 완화된다 ·········· ●*157*

누구나 쉽게 이용할 수 있는
자율신경 실조증 치료법

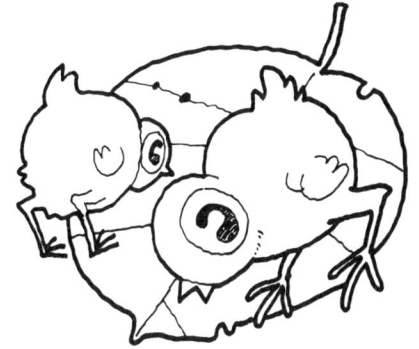

1 증상별·자율신경 실조증 치료법

피로해지기 쉽다

자율신경 실조증은 말 그대로 몸의 기능을 무의식 중에 컨트롤하고 있는 자율신경이라는 신경의 작용이 깨지기 때문에 일어난다. 그로 인해 여러 가지 증상이 나타나는데, 그중에서도 많은 것이 '피로해지기 쉽다'라는 호소이다.

피로에는 불면, 정신적 스트레스 등 다른 증상에 대해 2차적으로 일어나는 것, 일의 피로에서 오는 것, 소화기 기능이 저하되어 일어나는 것 등이 있는데, 그 모든 경우에 이하의 방법이 유효하다.

발바닥을 디뎌 본다

발은 보통 '제2의 심장'이라고도 일컬어지며, 하반신에 쌓인 혈액을 심장으로 보내는 작용을 하고 있다. 피로감이 있을 때는 전신의 혈행이 나빠지므로 발바닥을 디디고 하반신의 울혈을 제거하도록 한다. 또 발바닥을 디디는 것은 뇌(腦)를 자극하여 자율신경 자체의 작용을 조정하는 효과도 있다.

누워서 발바닥이 달아 오를 정도까지 발바닥을 리드미컬하게 디딘다. 5분 정도 디뎠으면 한번 중단하고 상태를 보면서 또 다시 디디도록 한다.

또 솔을 사용하면 스스로 발바닥을 자극할 수가 있다. 피부를 상하지 않도록 주의하면서 발바닥이 달아오를 정도까지 비비면 좋을 것이다.

등의 마사지
등뼈의 양쪽을 어깨에서 허리에 걸쳐 손바닥으로 10~20분 마사지한다.

① 마사지를 받는 사람은 엎드린다. 마사지하는 사람은 그 옆에 앉아 우선 어깨 근육을 손 전체로 크게 잡고 2~3회 주무른다.

② 다음에 손바닥 전체를 등에 딱 붙이고 어깨에서 허리에 걸친 부분을 위에서 아래를 향해 가볍게 비빈다. 이것을 2~3회 반복한다. 자율신경 실조증인 사람은 본래 허약한 체질인 사람이 많으므로 강하게 마사지하지 않도록 주의한다.

발의 삼리의 지압
위장작용이 저하된 탓으로 피로를 느낄 때는 발의 삼리(찾는 법은 다음 페이지 참조)를 수시로 3~4회 지압한다.

온냉 샤워
자율신경 실조증인 사람은 자극에 대한 반응이 과민하므로 온냉(溫冷) 샤워로 자율신경의 작용을 단련시켜 두면 좋을 것이다. 샤워 물을 따뜻하게 하여 1분 정도 끼얹은 다음에 찬 샤워를 20초 한다. 이것을 5~7회 반복한다. 반드시 따뜻한 쪽에서 시작하여 찬 자극으로 끝낸다.

발바닥과 등을 가볍게 마사지한다. 강한 자극은 금물. 온냉 샤워도 유효.

●피로, 나른함 제거법●

마사지할 부위
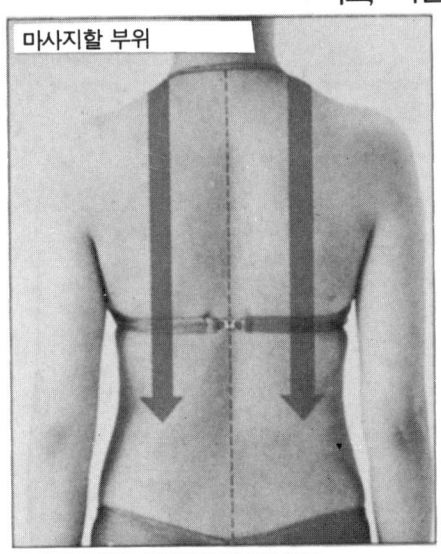
등뼈의 양쪽을 어깨에서 허리에 걸쳐

마사지 방법
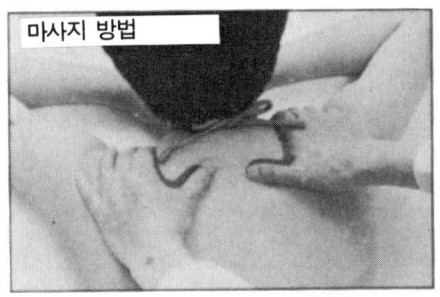
어깨를 크게 두 손으로 잡듯이 마사지한다.

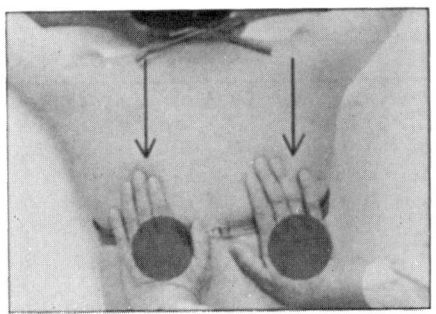
등은 위에서 아래를 향해 손바닥으로 비비듯이 가볍게 마사지한다.

발바닥 비비는 법
장심을 중심으로 발바닥이 가볍게 달아오를 때까지 솔로 문지른다.

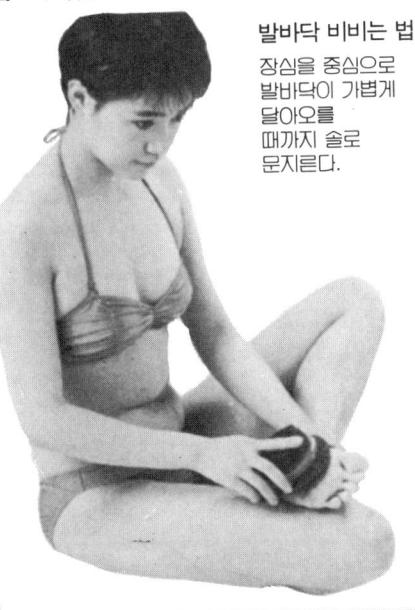

급소 찾는 법

발의 삼리(三里)
무릎 뚜껑뼈에서 손가락 폭 4개 만큼 아래로 정강이뼈(경골)와 바깥쪽 오목한 곳

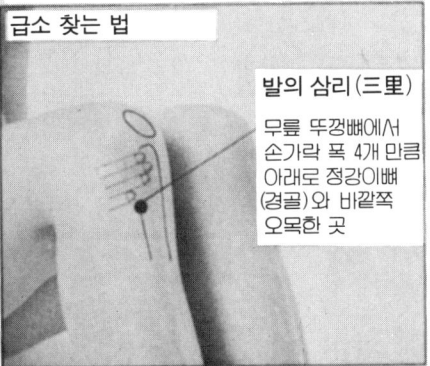

지압법(발의 삼리)
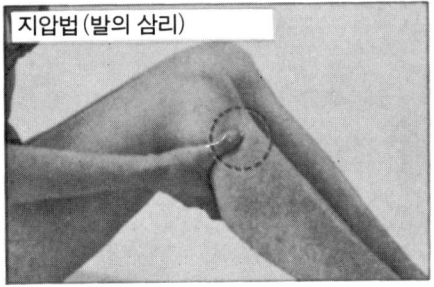
발을 잡듯이 하여 엄지의 배로 누른다.

2 증상별·자율신경 실조증 치료법

발이 나른하다

부엌에 서서 일을 하거나 장시간 걸으면 발이 나른해지는 경우가 있다. 이것은 발의 혈행이 나빠져 있기 때문이다. 잠잘 때 발을 약간 높이 두고 자거나 발바닥을 밟으면 기분이 좋아진다. 이런 것들은 모두 발의 울혈이 해소되기 때문이다. 하지만 그것만으로는 충분한 처치라고 할 수 없다.

발의 신경은 허리에서부터 갈라지고 있으므로 발 뿐만 아니라 허리 부분에서부터 마사지나 지압을 한다.

발 뒤쪽의 마사지

① 마사지를 받는 사람은 엎드린다. 마사지하는 사람은 그 옆에 앉아 엉덩이의 중심을 엄지 끝으로 강하게 지압한다. 이 부분은 허리의 신경이 발을 향해 뻗는 출구(出口)에 해당하므로 특히 좋은 효과가 있다.

② 다음에 넓적다리 안쪽을 손으로 크게 잡아 그대로 엄지를 바깥쪽으로 빗기듯이 마사지한다.

③ 장딴지는 두 손으로 크게 잡아 들어 올리듯이 했다가 뗀다. 이렇게 하면 힘이 없는 사람이라도 간단히 마사지할 수가 있다.

①~③을 1곳당 2~3회씩 실시하면서 점점 아래로 이동시켜 간다.

스스로 할 수 있는 마사지

발의 장딴지를 아래에서 위를 향해 두 손으로 비벼 올리듯이 마사지한다.

발의 나른함을 해소하는 급소

발의 삼리(三里), 승근(承筋), 삼음교(三陰交), 발바닥의 용천(湧泉)을 각각 지압한다.

발의 삼리(三里)……무릎 바깥쪽으로, 무릎뼈에서 손가락 폭 4개 만큼 아래의 급소. 소화기의 작용을 높이는 것과 함께 옛날부터 발의 피로를 해소하는 명혈로 알려져 있다.

승근(承筋)……장딴지 약간 위쪽에 있는 급소. 배복근(腓復筋)이라는 장딴지 급소 위에 있고, 이것이 치료에 자주 쓰인다.

삼음교(三陰交)……안쪽 복사뼈에서 손가락 폭 4개 만큼 위에 있는 급소로 허약 체질이나 위약에 효과가 있다.

용천(湧泉)……발바닥에 있는 사람 인(人)자형의 오목한 곳의 중앙에 있는 급소로 발의 피로를 해소하여 혈행을 좋게 한다.

모든 급소를 3~5회씩 2~3kg 정도의 힘으로 누른다.

또 발의 피로는 신발이 원인인 경우가 있다. 구두 힐의 높이는 3cm 이하로 하고 자신의 발에 맞는 신발을 선택한다. 신발 바닥의 장심이 닿는 부분에 깔개를 깔아 두면 발의 피로를 예방하는 효과가 있다고 일컬어지고 있다.

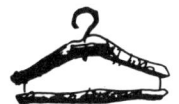

구두 힐의 높이는 3cm이하로 하고 자신의 발에 맞는 신발을 선택한다.

●발의 나른함 제거법●

마사지 방법

넓적다리의 마사지

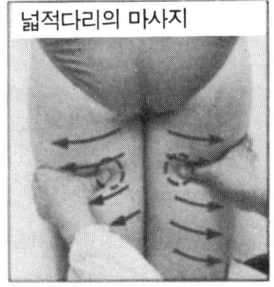

넓적다리를 잡듯이 하여 엄지로 지압하고 그대로 손을 바깥쪽으로 빗긴다.

엉덩이 마사지

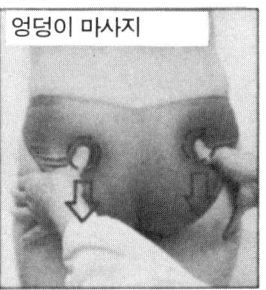

엄지에 체중을 실어 압박하면서 마사지하고 점차로 아래로 내린다.

마사지 하는 부위

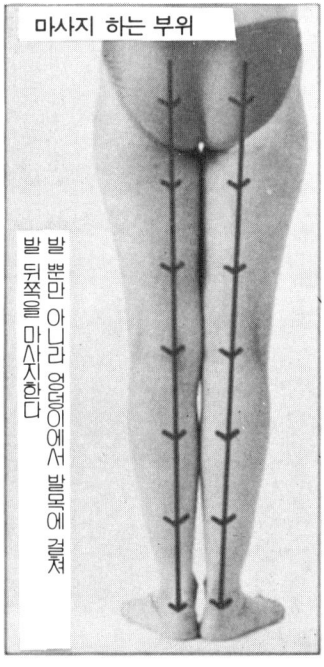

발 뿐만 아니라 엉덩이에서 발목에 걸쳐 발 뒤쪽을 마사지한다

장딴지 마사지

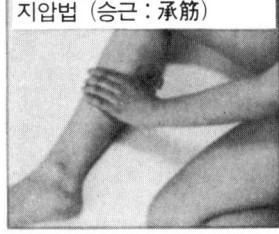

양손으로 장딴지를 잡고 위로 들어 올리듯이 하여 마사지한다. 반대쪽 발도 마찬가지로

급소 찾는 법

지압법 (승근:承筋)

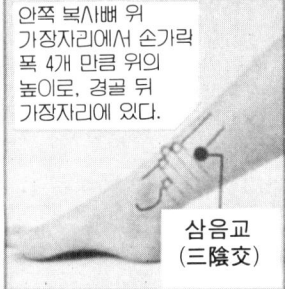

안쪽 복사뼈 위 가장자리에서 손가락 폭 4개 만큼 위의 높이로, 경골 뒤 가장자리에 있다.

삼음교 (三陰交)

엄지와 나머지 손가락으로 장딴지를 끼우듯이 하여 엄지의 배로 꾹 누른다.

승근(承筋)

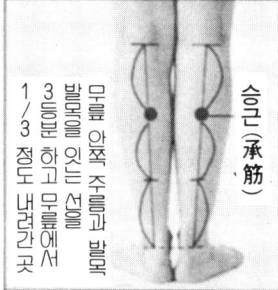

무릎 안쪽 주름과 발목 발목을 잇는 선을 3등분하고 무릎에서 1/3 정도 내려간 곳

지압법 (삼음교)

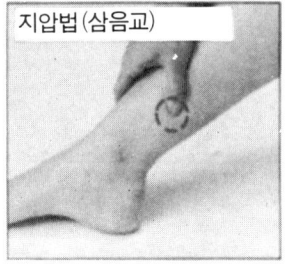

엄지로 강하게 누른다.

지압법 (용천)

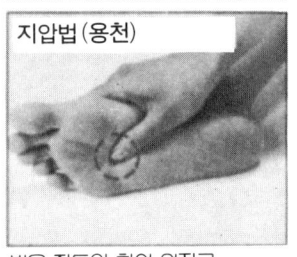

발을 잡듯이 하여 엄지로 강하게 압박한다.

용천(湧泉)

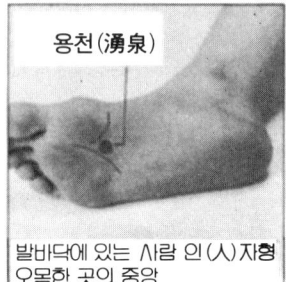

발바닥에 있는 사람 인(人)자형 오목한 곳의 중앙

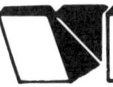 증상별·자율신경 실조증 치료법

잠이 잘 오지 않는다

밤에 잠자리에 들어도 좀처럼 잠을 잘 수가 없거나 자려고 하면 할수록 잠이 더 오지 않는 경우가 있다.

이럴 때는 무리하게 자려고 하지 말아야 한다. 마음이 초조해지면 오히려 잠을 이룰 수 없게 되어 버리기 때문이다. 기분을 전환하고 발을 따뜻하게 해준다. 머리로 피가 올라가 발이 차가워져 버리면 건강에 좋다는 두한족열(頭寒足熱)과는 전혀 반대의 상태가 되어 잠을 잘 수가 없게 되는 것이다.

발을 따뜻하게 한다

이불을 따뜻하게 해두는 것도 좋은 방법인데, 가장 좋은 것은 발을 따뜻하게 하는 것이다. 전기 모포 등 전기 제품을 사용하면 간단하지만, 열이 건조된 상태이기 때문에 반대로 발이 피로해진다.

목욕은 38~39도의 미지근한 물로 10~15분 할 것. 목까지 장시간 담그고 있으면 오히려 피로해지므로 가슴에서부터 아래를 따뜻하게 한다. 그리고 샤워물을 어깨에 충분히 끼얹고 차가워지지 않도록 한다. 처음엔 어깨까지 잠기도록 하고, 그 뒤에 천천히 하반신을 따뜻하게 하는 것도 좋을 것이다.

발바닥을 두드리고 서로 비빈다

발바닥이 달아오를 때까지 나무 망치로 리드미컬하게 두드린다. 특히 발바닥의 급소인 용천(湧泉)을 중심으로 두드리면 발의 혈행이 좋아진다. 두드린다는 행위 자체가 운동이 되기도 하므로 두드리고 있는 중에 잠이 드는 경우도 있다. 또 밤 늦게까지 집안을 걸어다니거나 발바닥을 서로 비벼 발을 따뜻하게 하는 것도 좋을 것이다.

복식 호흡(腹式呼吸)을 한다

초조해진 신경을 가라앉히는 데 큰 효과가 있는 방법이 복식 호흡(腹式呼吸)이다.

① 누워서 발을 가볍게 세우고 숨을 들이마실 때의 배 정도가 되는 시간을 들여 입으로 천천히 숨을 뱉는다. 호흡할 때 배가 부르고 꺼지는 것을 손으로 확인하면서 실시하는 것도 좋을 것이다. 자기 전에 10회 정도 실시하면 기분 좋게 수면에 들어갈 수 있다.

뜨겁지 않게 뜸을 뜬다

등뼈의 제3흉추와 제4흉추 사이의 오목한 곳에 있는 급소이다. 신주(身柱)에 생강뜸이나 마늘뜸을 뜬다. 생강이나 마늘은 두께 2~3mm로 잘라 엄지손가락 머리 크기의 것을 얹는다. 뜨거워지면 이동시켜 주변을 잘 따뜻하게 한다.

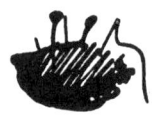

두한족열(頭寒足熱)이 원칙. 따뜻하게 하면 좋다. 호흡법도 효과가 있다.

●잠을 잘 오게 하는 일상 대책●

발바닥을 서로 맞비빈다
양쪽 발바닥을 서로 비비는 것만으로도 혈액순환이 좋아진다.

나무 망치로 발바닥을 두드린다
기분 좋을 정도로 발바닥을 따뜻해질 때까지 두드린다.

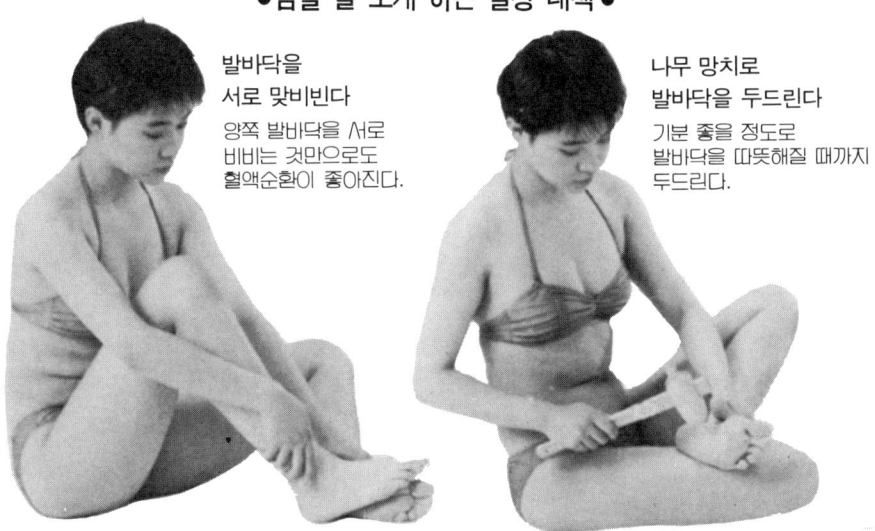

생강뜸, 마늘뜸 만드는 법

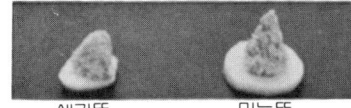

생강뜸   마늘뜸

두께를 약 3㎜로 만든 생강이나 마늘 위에 원뿔상으로 만든 약쑥을 얹는다.

뜸 놓는 장소

신주(身柱) — 좌우의 견갑골 위와 모서리를 이은 선과 등뼈가 만나는 곳

생강뜸 놓는 법

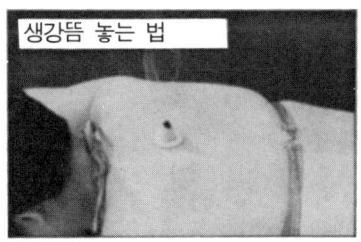

뜨거워지면 장소를 가까이로 옮기고 신주(身柱)를 중심으로 따뜻하게 한다.

호흡법 무릎을 가볍게 세우고 배에 손을 댄 후에 복부가 상하(上下)하는 것을 확인하면서 천천히 호흡한다. 무릎을 가볍게 세운다.

무릎을 구부려 세운다.

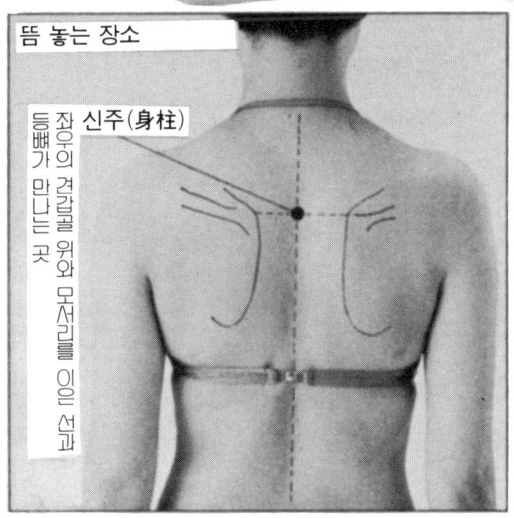

증상별·자율신경 실조증 치료법

한밤중에 몇 번이나 잠이 깨고 아침에 깨었을 때 기분이 좋지 않다

잠을 잘 이루지 못할 뿐만 아니고 한밤중에 몇 번씩 잠이 깨는 것도 본인에게 있어서는 괴로운 일이다. 숙면(熟眠)을 취할 수 있다고 해서 알콜을 마시는 사람도 있으나 습관이 되면 몸을 해치는 원인이 될 수 있다.

건강한 숙면을 얻기 위해서는 한밤중에 잠에서 깨면 우선 그대로의 자세로 복식 호흡을 실시하자. 그래도 잘 수 없을 때는 태충(太衝)이라는 발의 급소를 지압한 다음, 목뼈의 급소를 주먹으로 잘 지압한다.

자율신경 실조증인 사람은 본래 잠을 잘 이루지 못하고, 아침에 잘 일어나지 못하는 것이 특징이다. 저혈압이 원인인 경우가 많으므로 아침 잠자리에서 손발의 가벼운 운동을 한 뒤, 일어나도록 하면 좋을 것이다.

발의 지압

발의 엄지발가락과 집게발가락의 뼈가 만나는 오목한 곳에 태충

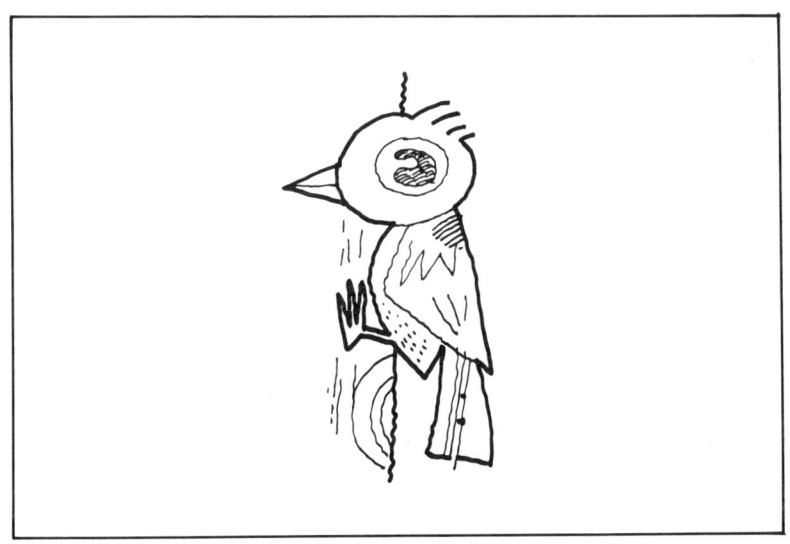

(太衝)이라는 급소가 있다. 이 급소를 엄지로 3초씩 3회 정도 지압한다.

반죽하듯이 손가락 끝으로 주물러도 기분 좋은 자극을 얻을 수 있다. 그런 다음, 엄지와 집게발가락의 특히 발톱이 난 옆을 양쪽에서 손으로 꼬집듯이 해서 잘 주물러 풀면 더욱 유효하다.

목의 지압

자율신경 실조증인 사람은 불안감이 심하고 그 때문에 잠을 잘 이루지 못하는 경우가 많은 것 같다. 불안감 해소에는 복식호흡이 효과적인데, 동시에 목 근육의 오목한 곳 중심에 있는 아문(瘂門)이라는 급소를 지압하는 것도 효과적이다. 이 급소는 옛날 무사들이 싸울 때 활용한 급소로도 알려져 있고, 피로한 머리의 충혈을 제거하고, 기분을 안정시키는 작용이 있다고 일컬어지고 있다. 베개 대신 주먹을 아문 급소에 대고 안정될 때까지 압박한다. 복식 호흡을 하면서 이 지압을 실시하면 점점 잠을 잘 수 있게 될 것이다.

일어나기 체조

아침에 눈을 뜨면 우선 잠자리 속에서 손목, 발목, 무릎 운동을 하여 전신의 혈행을 좋게 하면 잠자리에서 기분 좋게 일어날 수 있다.

손목 운동……손목을 빙글빙글 돌리기도 하고 주먹을 쥐었다가 펴는 동작을 10회 정도 반복한다. 손가락 끝을 한 개씩 잡아 돌리는 것도 좋은 방법이다.

발목 운동……발목은 잠자리 속에서 10회 정도 잘 돌린다. 또 아래 위로 움직인다.

무릎 운동……누운 채로 발의 굴신 운동(屈伸運動 ; 발을 구부려 복부에 당겨 붙였다가 뗀다)을 4~5회 실시하거나 일어나 굴신 운동을 하거나 하여 슬관절(膝關節)을 돌린다.

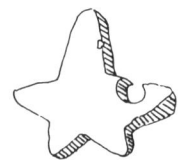

천천히 복식 호흡을 하면서 목뒤 오목한 위치에 있는 급소를 주먹으로 누른다.

●잠을 푹 자 쾌적한 기상을 약속하는 생활법●

머리 급소 찾는 법

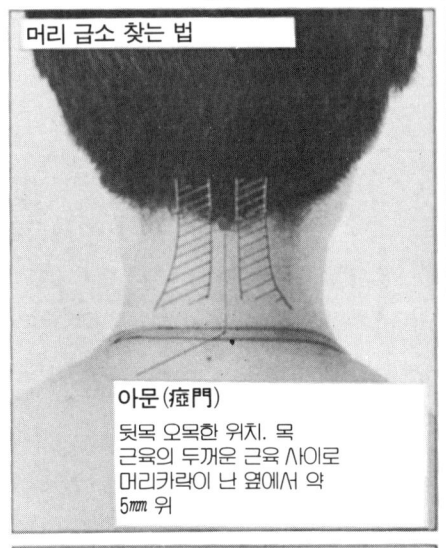

아문(瘂門)
뒷목 오목한 위치. 목 근육의 두꺼운 근육 사이로 머리카락이 난 옆에서 약 5㎜ 위

발의 급소 찾는 법

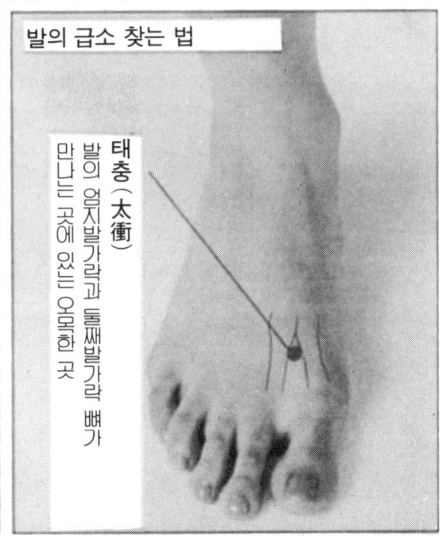

태충(太衝)
발의 엄지발가락과 둘째발가락 뼈가 만나는 곳에 있는 오목한 곳

지압법(아문:瘂門)

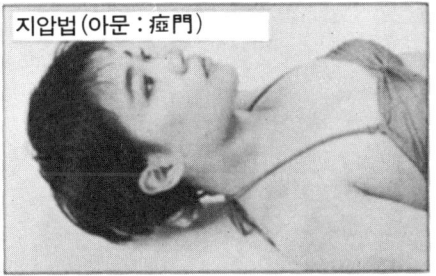

누워서 주먹을 가볍게 쥐어 아문에 대고 베개 대신으로 삼으면 편하게 지압을 할 수 있다.

지압 방법(태충:太衝)

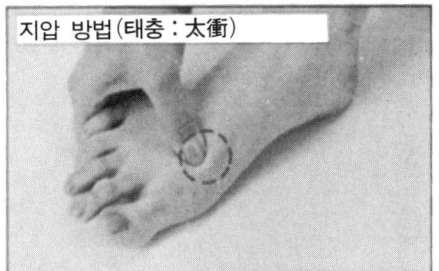

발바닥쪽을 엄지를 제외한 나머지 4개의 손가락으로 지탱하면서 엄지손가락으로 누른다.

발목 운동

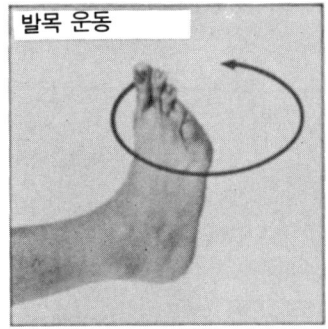

누운채로 발목을 돌린다. 왼쪽으로 돌리고 오른쪽으로 돌리는 것을 번갈아 반복한다.

손목 운동

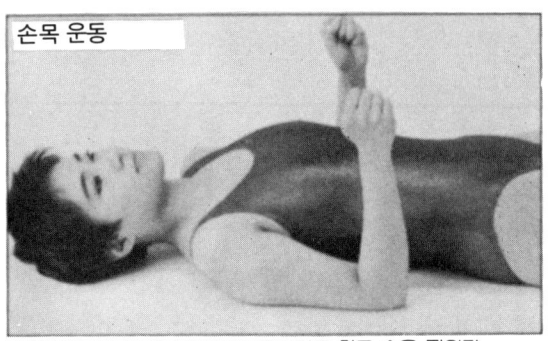

바닥 위에서 손목을 빙글빙글 돌리기도 하고 손을 쥐었다 폈다 하기도 한다.

5 증상별·자율신경 실조증 치료법

손발이 저린다

　손발의 저림에는 대략 2종류의 원인을 생각할 수 있다. 첫 번째로는 자율신경의 흐트러짐에서 오는 피부 감각을 지배하는 지각 신경(知覺神經)의 작용이 떨어지기 때문이고, 또 한 가지는 혈관의 수축 운동이 잘 되지 않아서 말초(末梢)의 혈행이 정체되어 일어난다. 이것은 오랫동안 정좌(正座)하고 있으면 발이 저리는 것과도 비슷한 현상이다.
　단, 단순한 저림이라고 생각하고 있으면 그것이 뇌경색(腦梗塞)의 징조가 되는 경우도 있다. 가정요법을 실시하기 전에 의사의 진단을 받아 이상(異常)의 유무(有無)를 확인하는 것이 중요하다. 단순한 저림인 경우에는 저린 부분의 혈행을 좋게 하는 것이 치료의 기본이다. 저린 부분을 따뜻하게 한 다음, 그 뒤 마사지를 하여 혈행을 개선한다.

따뜻하게 한다
　손발이 저리면 무의식 중에 그 부분을 주무르는 일이 있는데, 이것은 말초 혈관의 혈행을 좋게 한다는 점에서는 효과가 있다. 저린 부분에 손바닥을 대고 비벼 혈행을 좋게 하자. 또 드라이어의 열풍이나 사용하다 버린 카이로도 좋다. '저림'에는 증기타올 등의 습열(濕熱)보다는 건조한 편이 적당하다.

드라이어는 20cm 정도 떨어진 곳에서 열풍을 대고 뜨거워지면 뗀다. 이것을 3~4회 반복한다. 뜨거운 것을 억지로 참고 있으면 화상을 입으므로 뜨거우면 장소를 조금씩 이동시켜 가면서 환부를 따뜻하게 한다.

손발의 마사지법
저린 부분을 잘 따뜻하게 한 다음 마사지한다.
팔이 저릴 때는 반대쪽 손으로 팔을 잡았다가 떼는 동작을 반복하면서 아래 위로 마사지한다. 발이 저릴 때는 손바닥으로 아래 위로 비빈다. 또는 저린 부분을 엄지손가락의 끝으로 작은 원을 그리면서 위 아래로 마사지 해도 좋을 것이다. 모두 10분 정도 행한다.
목욕용 브러시로 3~4회 비벼도 좋을 것이다.

뜨겁지 않은 뜸으로 고친다
저린 부분에 생강뜸이나 마늘뜸을 한다. 환부가 따뜻해지거나 열로 생강이나 마른 엑기스가 피부에 침투하여 혈행을 좋게 한다. 뜨거워지면 곧 제거한다. 단, 몸이 쇠약할 때나 목욕 직후 1시간은 피하도록 하자.

드라이어의 열풍으로 저린 부분을 잘 따뜻하게 한 뒤, 아래 위로 마사지한다.

● 손발 저림 치료법 ●

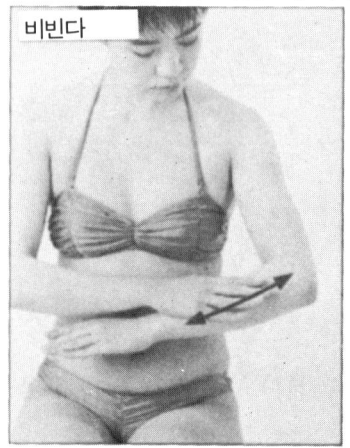

비빈다

저리 부위를 손바닥으로 아래위로 비빈다.

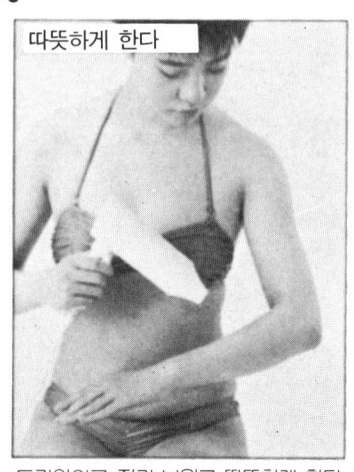

따뜻하게 한다

드라이어로 저리 부위를 따뜻하게 한다. 너무 뜨겁지 않도록 드라이어는 20㎝ 정도 떼어 사용할 것.

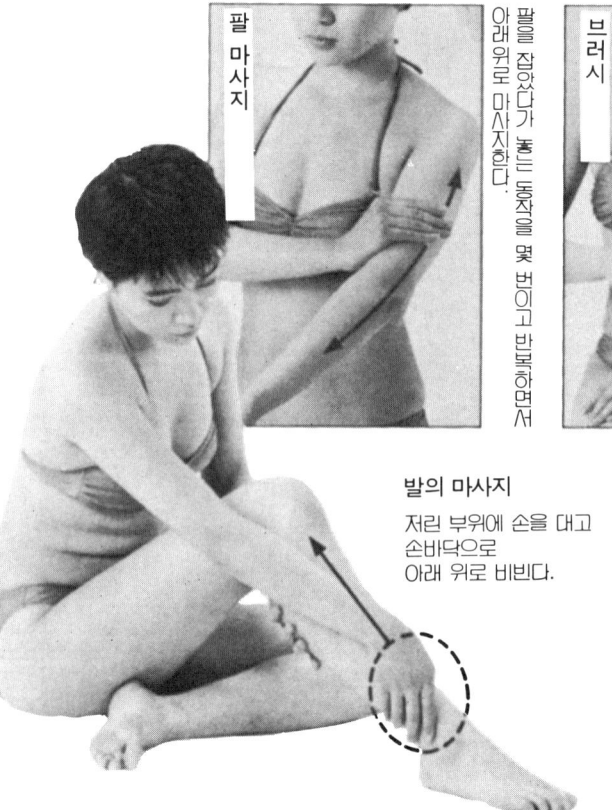

팔 마사지

팔을 잡았다가 놓는 동작을 몇 번이고 반복하면서 아래위로 마사지한다.

브러시

목욕용 브러시로 비벼 저린 부위의 혈액순환을 촉진시킨다.

발의 마사지

저리 부위에 손을 대고 손바닥으로 아래 위로 비빈다.

6 증상별·자율신경 실조증 치료법

목, 어깨 결림

   목이나 어깨 결림은 누구나 자주 경험하는 증상 중 하나이다. 일도 장시간 같은 자세를 취하거나 구부린 자세로 부엌일을 하는 등 나쁜 자세를 계속해서 취한 결과 일어나는 경우가 많다.
   그러나 최근에는 스트레스나 긴장 등 정신적 피로에서 오는 목이나 어깨 결림을 일으키는 사람이 많이 늘었다.
   결림은 혈액의 흐름이 정체되어 근육이 딱딱하게 경직(硬直)되기 때문에 일어난다.
   울혈이 되면 유산(乳酸) 등의 발통 물질(發痛物質)이 늘어나 통증을 일으키는 원인을 만든다. 따라서 운동을 하여 혈행을 좋게 하는 것이 제일인데, 통증을 빨리 제거하기 위해서는 증기 타올로 결리는 부위를 따뜻하게 한 다음, 목과 어깨의 급소를 지압하면 보다 효과적이다.

증기 타올로 따뜻하게 한다
   ① 증기 타올을 2~3장 만들어 5분 정도 뜨겁게 하여 증기 타올을 만든다.
   ② 젓가락으로 타올을 건져 1장을 넓게 펴 살에 대어도 뜨겁지 않을 정도로 식힌다. 이 타올을 네번 접어 위에 뜨거운 타올을 겹치고 비닐 봉지에 넣는다.

③ 만들어진 증기 타올을 결리는 부위에 대고 타올이 식을 때까지 10~15분 간 따뜻하게 한다.

④ 따뜻하게 했으면 증기 타올로 축축해진 부분을 마른 타올로 잘 닦고 크림을 발라 둔다. 이렇게 하면 따뜻함이 지속되어 잘 차지지 않는다.

결림을 해소하는 급소

천주(天柱)……목 근육의 굵은 근육 양 옆에서 머리뼈 바로 아래. 손으로 머리를 지탱하면서 머리를 약간 뒤쪽으로 숙이고 이것을 되누르듯이 하면서 엄지손가락으로 지압한다.

풍지(風池)……천주에서 손가락 폭 1개만큼 바깥쪽. 집게와 가운데손가락을 겹쳐 지압한다.

견정(肩井)……어깨와 어깨 뿌리 정중간에 있는 급소로, 어깨 결림의 명혈(名穴). 반대쪽 손을 어깨에 대고 숨을 들이마시면서 가운데손가락으로 몸 중심을 향해 지압한다.

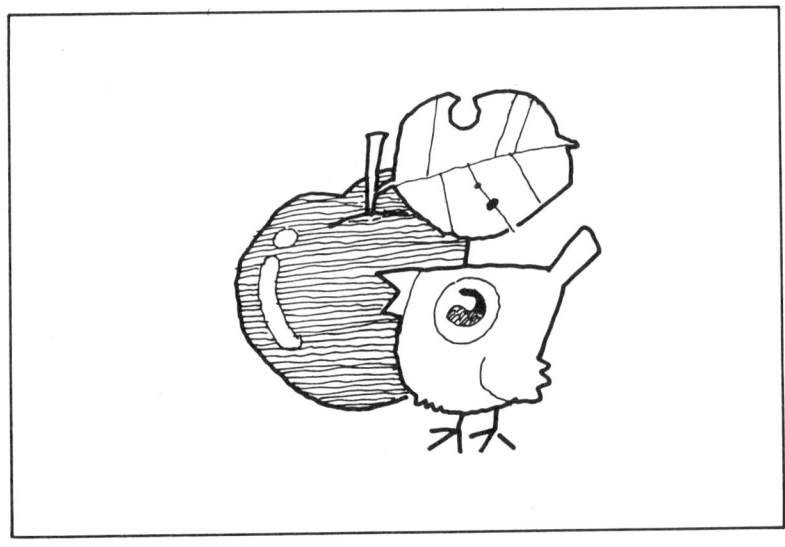

고황(膏肓)……견갑골의 중간에서 조금 위의 높이로, 등뼈쪽, 가장자리. 지압을 받는 사람은 엎드려 다른 사람에게 지압을 받는다.

모두 3~4회 지압한다.

어깨와 목 운동

목을 좌우로 크게 돌리기도 하고 어깨를 가능한 위로 들어올렸다가 툭 떨어뜨리는 운동을 한다.

또 동양 의학에 '위(上)의 병은 아래(下)에서 치료한다'라는 말이 있듯이 빨리 20분 정도 걸으면 어깨 결림이 어느 사이엔가 편해진다.

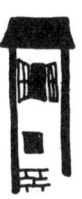

목과 어깨 끝의 정중간에 있는 급소를 반대쪽 가운데손가락으로 숨을 빨아들이면서 지압한다.

●목에서 어깨에 걸친 결림 제거법●

어깨 운동
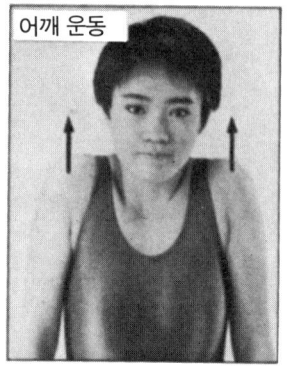
가능한한 어깨를 들어 올린다. 힘을 빼고 어깨를 떨어뜨린다.

목 운동
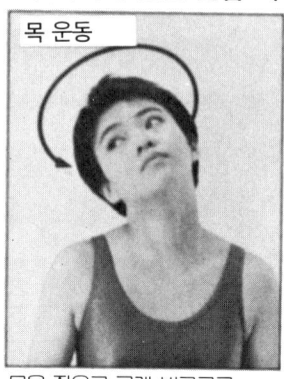
목을 좌우로 크게 빙그르르 돌린다.

따뜻하게 하는 법
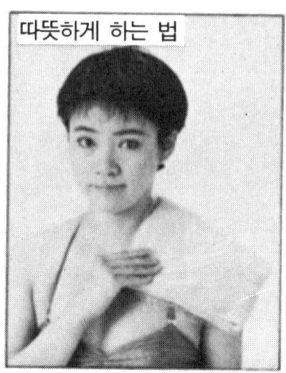
비닐 봉지에 네번 접은 증기 타올을 2~3개 넣어 환부를 10~15분 정도 따뜻하게 한다.

지압법 (천주 : 天柱)
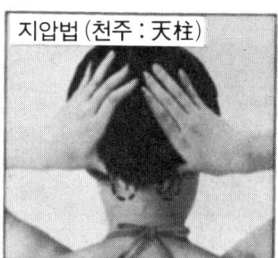
엄지를 제외한 4개의 손가락으로 머리를 지탱하고 머리를 약간 뒤로 젖히면서 좌우의 급소를 엄지로 누른다.

지압법 (고황 : 膏肓)
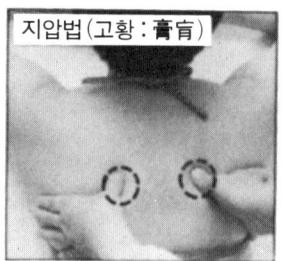
지압을 받는 사람은 엎드린다. 지압을 하는 사람은 엄지에 체중을 실어 지압한다.

급소 찾는 법
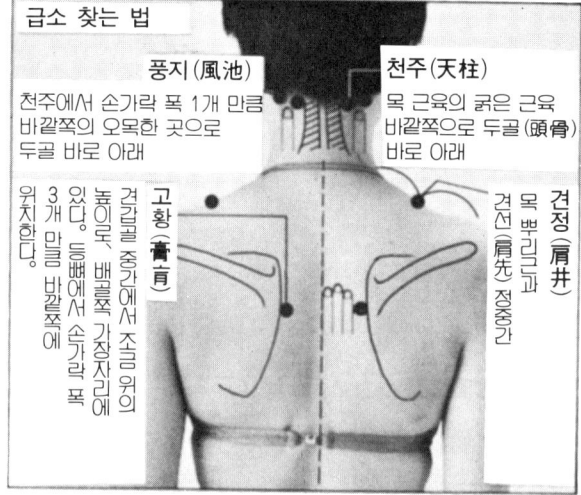

풍지(風池): 천주에서 손가락 폭 1개 만큼 바깥쪽의 오목한 곳으로 두골 바로 아래

천주(天柱): 목 근육의 굵은 근육 바깥쪽으로 두골(頭骨) 바로 아래

고황·膏肓: 견갑골 중간에서 조금 위의 높이로, 배골쪽에 있다. 등뼈에서 손가락 폭 3개 말큼 바깥쪽에 위치한다.

견정(肩井): 목 뿌리근과 견선(肩先) 정중간

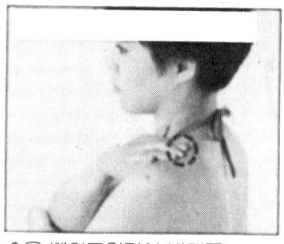
숨을 빨아들이면서 반대쪽 손가락으로 누른다.

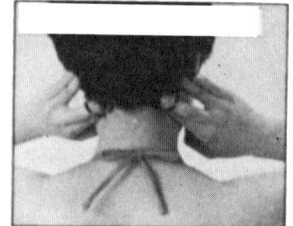
집게손가락에 가운데손가락을 겹쳐 누르면서 힘을 넣으면 효과적

1 증상별·자율신경 실조증 치료법

등이 아프다

한 마디로 등이 아프다고 말해도 잘 들어보면 등이 당긴다, 묵직하다, 아프다는 등 여러 가지 증상을 '아프다'라고 느끼고 있는 경우가 많은 듯하다. 원인에 따라 치료법도 달라지므로 우선 아픈 곳을 손가락으로 눌러보자.

만일 눌러 아플 때 그 통증은 동양 의학에서 말하는 '실통(實痛)'에 해당한다. 실통이란 근육통(筋肉痛)이나 염좌(捻挫) 등 급성 통증이므로 식히는 것이 기본이다. 누르거나 주무르는 강한 자극은 금물이다.

반대로 누르면 기분이 좋은 경우의 통증을 '허통'이라고 한다. 위장 작용이 저하되는 등 내장(內臟)의 증상이 등에 반사된 만성적인 통증인 경우가 많으므로 잘 따뜻하게 한 다음 가벼운 마사지를 실시한다.

눌러 아픈 경우(실통)의 치료법
타올로 식힌다

통증이 있는 경우에는 차가운 물을 적신 타올을 대어 10분 정도 식힌다. 도중에 타올이 따뜻해지면 다시 만든다. 그 뒤 시판되고 있는 붙이는 약을 붙여 둔다. 단, 자율신경 실조증인 사람은 피부가 과민한 사람이 많아 부작용이 나타나기 쉽다는 것을 염두에 두자.

또 지나치게 차게 해서는 안된다. 식힌다는 것은 급성기인 2~3일 간에 멈추고, 나머지는 허통인 경우와 마찬가지로 따뜻하게 하여 혈행을 촉진시킨다.

가볍게 마사지한다
등 전체를 위에서부터 아래로 가볍게 비빈다.

이쑤시개로 자극한다
실통은 급성 염증 증상(炎症症狀)이므로 주무르거나 누르거나 하는 강한 자극은 안된다. 그러나 이쑤시개를 5~6개, 고무줄로 다발을 만들어 아픈 부분을 피하면서 그 주위를 약간 빨갛게 될 정도까지 계속해서 찌르면 마음이 편해진다.

눌러 기분이 좋은 경우(허통)의 치료

증기 타올로 따뜻하게 한다
비닐을 씌운 증기 타올을 아픈 부분에 대고(15~20분) 잘 따뜻하게 한다.

등을 마사지한다
이렇게 해서 잘 따뜻하게 하여 혈행이 좋아졌을 때 마사지한다. 등의 근육을 따라 손바닥으로 원을 그리면서 위에서 아래를 향해 마사지한다. 힘을 너무 강하게 넣지 않는 것이 요령.

뜨겁지 않은 뜸을 뜬다
아픈 경우에 두께 2~3mm로 자른 뜸을 얹고 그 위에 엄지손가락 마디 크기의 뜸을 얹어 불을 붙인다. 뜨거워지면 제거한다.

눌러서 아픈 경우에는 식히고, 기분이 좋은 경우에는 따뜻하게 하여 치료하는 것이 원칙.

●등의 결림과 통증 제거법●

이쑤시개 자극

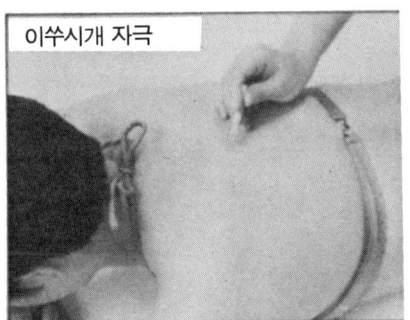

이쑤시개를 5~6개 고무줄로 다발을 만들어 통증이 있는 부분의 주위를 콕콕 찌른다.

마사지(실통:實痛)인 경우

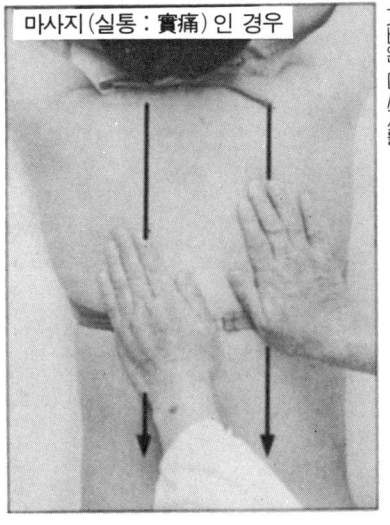

등 전체를 위에서 아래로 비비는 정도로 멈춘다. 가벼운 마사지를

마사지(허통:虛痛인 경우)

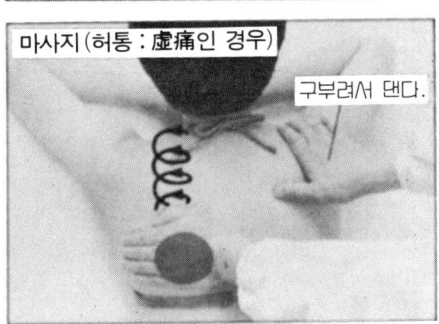

구부려서 댄다.

손바닥으로 원을 그리면서 등의 굵은 근육을 위에서 아래를 향해 주무른다. 한 손을 어깨에 대는 것을 잊지 않도록 가볍게 붙인다.

결림과 통증이 나타나기 쉬운 3가지 존

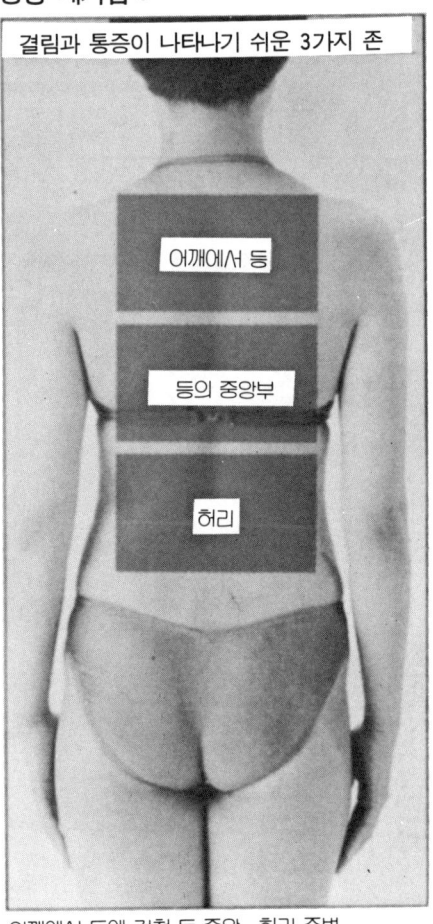

어깨에서 등

등의 중앙부

허리

어깨에서 등에 걸쳐 등 중앙, 허리 주변

8 증상별·자율신경 실조증 치료법

머리가 무겁다, 나른하다

요통은 어깨 결림과 마찬가지로 자주 경험하는 증상인데, 그래도 역시 중년을 지나면 만성적인 통증으로 고민하는 사람이 늘어간다.

①사무나 차의 운전으로 장시간 같은 자세를 계속해서 취했을 때

②노화에 의한 등뼈의 변형 ③내장(內臟)의 병 ④냉증 ⑤스트레스나 심노(心勞) 등 원인은 여러 가지이지만, 자율신경 실조증인 사람에게 특히 많은 것은 내장의 병이나 냉증에서 오는 요통이다.

통증이 나타나는 상태도 항상 허리가 무거운 사람, 통증은 그다지 없지만 찬 사람, 몸을 움직이면 아픈 사람, 그리고 일어날 때 통증이 몸 전체로 퍼진다는 등의 타입이 있다. 몸을 움직이면 편해지는 것은 노화(老化)에 의한 요통이다. 자율신경 실조증인 사람에게 많은 허리의 냉증은 실제로 만져 보면 특별히 찬 것이 아니라 오히려 땀이 나 있는 경우가 많은 것같다.

그러나 어느 경우에나 만성적(慢性的)인 요통은 허리와 복부를 따뜻하게 하고 여기에 발의 자극을 가하는 것이 치료의 기본이다.

따뜻하게 하는 법

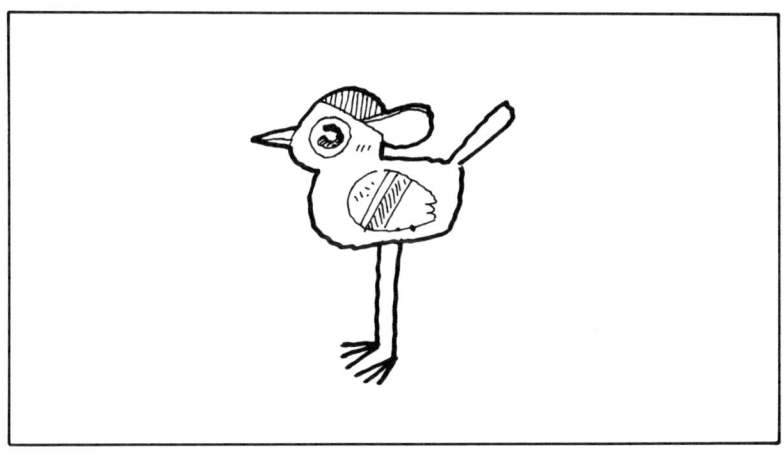

　요령은 복부를 허리와 함께 따뜻하게 하는 것이다. 자율신경 실조증인 사람은 냉증이나 위장 장해로 인해 요통을 일으키는 사람이 많으므로 복부의 혈행을 좋게 하는 것이 중요하다. 또 배꼽 주위에는 태양 신경총(太陽神經叢)이라는 교감신경(交感神經)의 다발이 달리고 있다. 복부를 따뜻하게 하면 이 교감신경의 작용을 활발하게 하고 자율신경의 작용을 조정해 준다.
　증기 타올이나 쓰다 버린 보온통을 사용하여 배는 배꼽 아래의 급소인 관원(關元)을 중심으로, 등은 허리 주변을 따뜻하게 한다. 또 발바닥이 달아 오를 정도까지 뒤꿈치로 발가락이나 발바닥을 두드려 발의 울혈을 제거하고 전신의 혈행을 촉진시킨다.

지압으로 치료한다
　허리가 무거울 때는 등의 신유(腎兪), 지실(志室), 대장유(大腸兪), 발의 위중(委中)의 각 급소를 사용한다. 지압은 엎드려 다른 사람으로부터 해 받는다.
　신유(腎兪)······늑골 아래 가장자리의 높이로, 등뼈에서 손가락 폭 2개 만큼 바깥쪽. 생명력이 있는 급소라고 일컬어지며, 몸을 기운 있게 하여 냉증이나 요통을 개선한다.

　지실(志室)……신유에서 손가락 폭 2개 만큼 바깥쪽. 등에서 허리에 걸친 통증에 효과적.

　대장유(大腸兪)……신유 바로 아래에서 남자의 바지 벨트가 닿는 허리뼈(장골) 높이에 해당한다. 등의 결림이나 요통, 치질 치료에 사용되는 급소이다.

　위중(委中)……무릎 안쪽의 주름 중앙에 있고, 요통이 있는 곳에 압통이 생긴다.

　지압을 하거나 간단한 뜸을 15~20개 하여 잘 따뜻하게 한다.

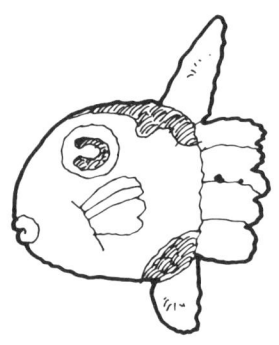

허리와 동시에 배꼽에서부터 하복부에 걸쳐 따뜻하게 한다. 묵직할 때는 허리의 지압을.

● 허리 결림, 통증, 나른함 제거법 ●

지압법 (신유 : 腎俞)

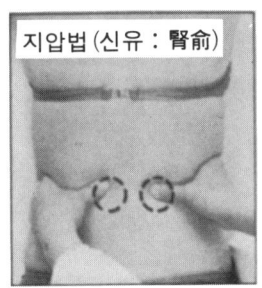

지압을 받는 사람은 엎드린다. 지압하는 사람은 손가락에 체중을 실어 좌우의 급소를 동시에 누른다.

지압법 (지실 : 志室)

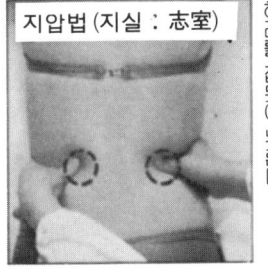

허리를 잡듯이 누른다.

지압법 (대장유 : 大腸俞)

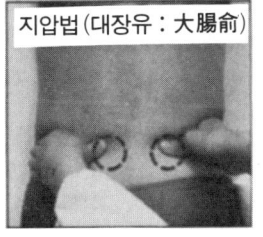

엄지에 체중을 실어 지압한다.

허리의 급소 찾는 법

신유(腎俞)
늑골 하록(下緣) 높이로 등뼈에서 손가락 폭 2개 만큼 바깥쪽

지실(志室)
신유에서 손가락 폭 2개 만큼 바깥쪽

대장유(大腸俞)
신유에서 손가락 폭 3개 만큼 아래로, 허리뼈의 높이

발의 급소 찾는 법

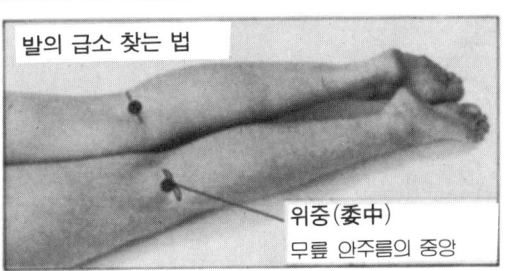

위중(委中)
무릎 안주름의 중앙

지압법 (위중)

지압을 받는 사람의 발을 무릎에 얹고 위중(委中)을 가볍게 지압한다.

따뜻하게 할 부위 (복부)

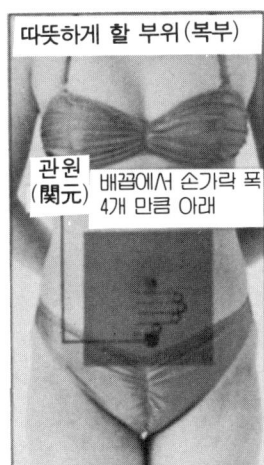

관원(関元) 배꼽에서 손가락 폭 4개 만큼 아래

따뜻하게 할 부위 (등쪽)

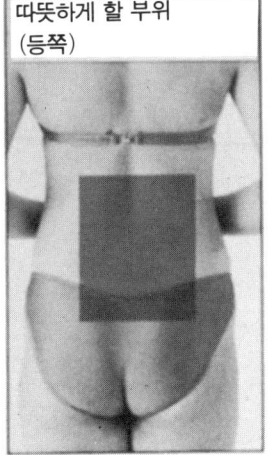

뜨겁지 않은 뜸뜨는 법

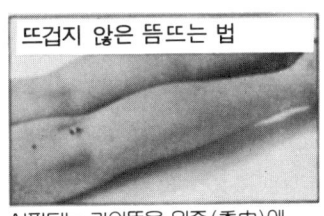

시판되는 간이뜸을 위중(委中)에 얹고 불을 붙여 뜨겁다고 느껴지면 제거한다.

9 증상별·자율신경 실조증 치료법

현기증이 난다

일어난 순간 빙글빙글 돌거나 잠자리를 뒤척일 때 일어나는 현기증은 일시적인 뇌빈혈(腦貧血)에 의해 나타나는 증상으로, 그다지 걱정할 필요는 없다. 본래 냉증이나 빈혈 기미가 있는 사람에게 많고, 자율신경 실조증인 사람에게 가장 많은 것도 이 타입의 현기증이다.

그러나 일어나지 못할 정도로 심한 현기증이나 이명(耳鳴)을 동반한 현기증은 뇌졸중(腦卒中)의 전조(前兆)이기도 하고 메니에르병과 관계되어 있는 경우가 있다. 가정 요법을 실시하기 전에 한번 이비인후과의 진단을 받아 원인을 확인해 보자.

일어날 때의 현기증에는 발의 지압이나 생강뜸

발의 넷째발가락과 새끼발가락 사이에는 협계(俠谿), 셋째발가락과 넷째발가락 사이에는 내협계(內俠谿)라는 급소가 있다. 이중 눌러서 아픈 쪽 급소를 5~6회 지압하거나 생강이나 마늘 위에 쑥을 얹어 뜨겁지 않은 뜸을 3~5회 실시한다.

또 둘째발가락의 발톱이 난 옆에 있는 중려태(中厲兌)라는 급소에도 마찬가지로 지압이나 뜨겁지 않게 뜸을 한다. 현기증 증상은 이것만으로도 상당히 편해질 것이다. 현기증이 심해서 자신이 지압할 수 없을 때는 다른 사람으로부터 지압해 받고 급소 주위도 주물러 받는다.

갑자기 일어나는 현기증으로 쓰러졌을 때는 수구(水溝) 요법

현기증으로 갑자기 쓰러졌을 때 재빠른 응급 처치를 익혀 두면 도움이 된다.

코 아래의 구(溝) 중앙에 수구(水溝)라는 급소가 있다. 여기는 침뜸에서는 뇌빈혈 등의 치료에 이용한다. 갑자기 쓰러졌을 때는 집게손가락의 배로 4~5초씩 5~6회, 다소 강하게 누른다. 발의 삼리(三里)를 강하게 지압해도 효과가 있다.

우선 지압을 한 뒤, 발의 협계를 지압하고 현기증을 개선하는 것이다.

체위의 변환에 의한 현기증에는 목 근육의 지압과 마사지

침상에서 뒤척일 때 현기증이 일어나는 것은 체위(體位) 변환(變換)에 의한 현기증의 특징이다. 누워 있다가 현기증이니까 나쁜 병은 아닌가 하고 걱정하는 사람이 많은 것같은데, 역시 뇌빈혈의 일종이다. 목 근육의 마사지와 지압을 실시하자. 우선 목을 뒤로 기울이면서 손가락 끝으로 3~5회 누른다. 다음에 목 옆에 있는 흉쇄유돌근(胸鎖乳突筋)을 4개의 손가락으로 원을 그리면서 위에서 아래로 3~4회 마사지한다. 그때 마사지하는 쪽으로 목을 기울이면 근육이 느슨해져 마사지하기 쉬워진다.

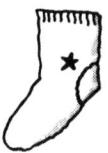

갑자기 현기증이 일어나 쓰러지면 곧 그 아래 중앙에 있는 급소를 지압한다.

●현기증 제거법●

지압법 (중려태:中厲兌)
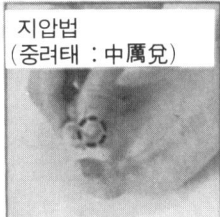
둘째발가락을 잡듯이 하여 발톱이 난 곳을 주무른다.

지압법 (협계:俠谿)
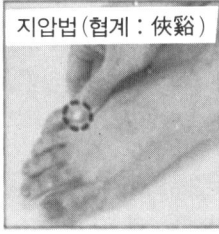
집게손가락과 엄지로 급소를 끼듯이 하여 누른다.

발의 급소 찾는 법
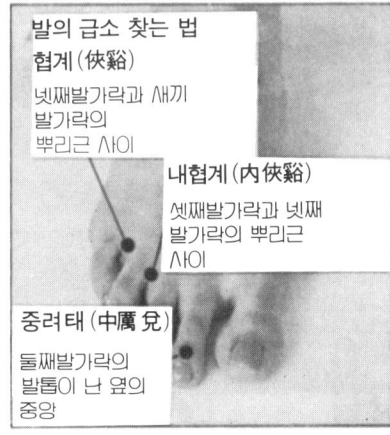

협계(俠谿) 넷째발가락과 새끼 발가락의 뿌리근 사이

내협계(內俠谿) 셋째발가락과 넷째 발가락의 뿌리근 사이

중려태(中厲兌) 둘째발가락의 발톱이 난 옆의 중앙

지압법 (내협계:內俠谿)
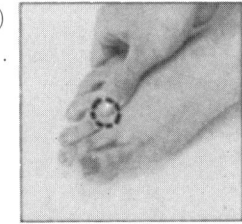
협계와 마찬가지로 누른다.

얼굴 급소 찾는 법
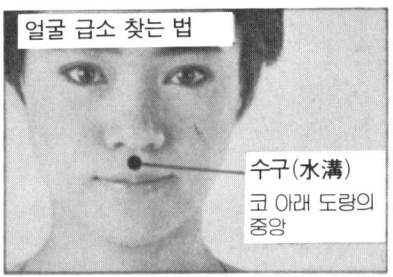

수구(水溝) 코 아래 도랑의 중앙

지압법 (수구)
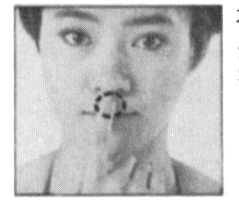
엄지손가락의 배로 누른다.

목의 급소와 마사지할 부위
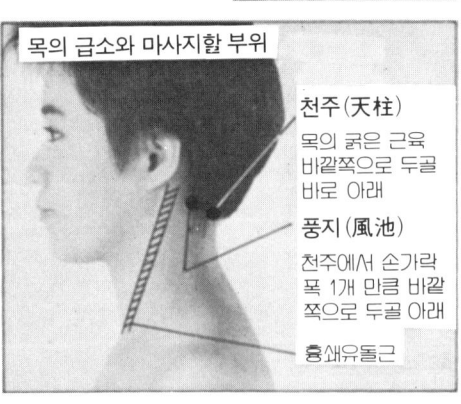

천주(天柱) 목의 굵은 근육 바깥쪽으로 두골 바로 아래

풍지(風池) 천주에서 손가락 폭 1개 만큼 바깥쪽으로 두골 아래

흉쇄유돌근

마사지 방법
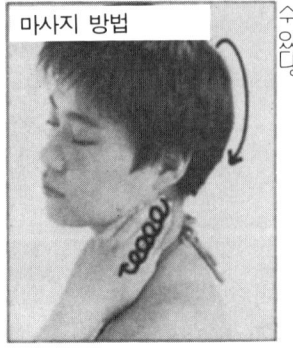
4개의 손가락으로 원을 그리면서 위에서 아래를 향해 흉쇄유돌근(胸鎖乳突筋)을 마사지한다. 마사지를 행할쪽에 근육의 긴장이 풀려 몸을 조금 기울이면 효과적으로 자극할 수 있다.

지압법 (풍지:風池)
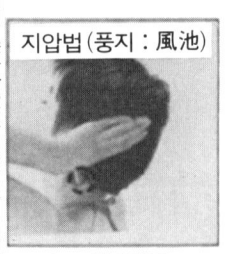
천주와 마찬가지로 지압

지압법 (천주:天柱)
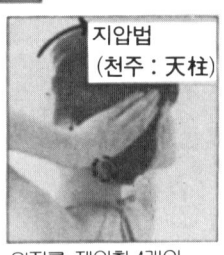
엄지를 제외한 4개의 손가락으로 후두부를 지탱하고 엄지로 비스듬히 위쪽을 향해 지압한다. 숨을 빨아들이고 머리를 뒤로 젖혀 누른다.

증상별·자율신경 실조증 치료법

머리가 무겁다, 아프다

피로한 눈(안정피로 ; 眼精疲勞)이나 축농증(만성 부비강염 ; 慢性 副鼻腔炎) 등 코병에 의한 두통 또는 머리 한쪽만이 욱식욱신 아픈 편두통(片頭痛) 등 두통에는 여러 가지 타입이 있다. 그중 자율신경 실조증인 사람에게 많은 것은 불면이나 고혈압에서 오는 두통이다.

수면 부족이 되면 머리가 멍한 경우가 있는데, 불면이나 고혈압에서 오는 두통도 마찬가지로 머리에 피가 올라가 버리는 것이 원인이다. 따라서 두통의 치료는 단순히 아픈 부분을 직접 지압할 뿐만 아니라 머리에 오른 피를 내려줄 필요가 있다. 그를 위해서 발을 지압하여 머리의 울혈을 제거하며, 목과 머리의 급소도 혈행을 좋게 한다.

그렇다고는 해도 두통에는 뇌종양이나 막하출혈(膜下出血) 등 위험한 병의 전조로 나타나는 경로도 있다. 구역질이나 구토를 동반하는 두통, 머리가 깨질 정도의 통증 등 평소에 비해 심한 통증이 있을 때는 곧 의사의 진단을 받자.

지압으로 치료한다

용천(湧泉)……발바닥의 급소. 엄지손가락으로 지압하는 동시에 이 급소를 중심으로 발바닥을 뒤꿈치로 밟아 받거나 나무 망치로

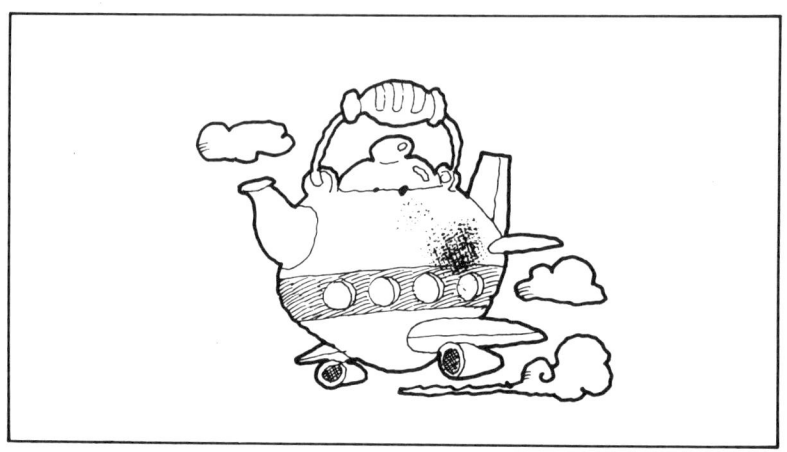

두드려 주면 효과적.

삼음교(三陰交) …… 안쪽 복사뼈에서 발가락 폭 4개 만큼 위 누르면 압통이 있다. '여삼리(女三里)'라고도 일컬어지는 여성의 특효 급소로, 냉증에서 오는 두통에도 효과적이다.

발의 삼리(三里) …… 무릎 뚜껑뼈에서 손가락 폭 4개 만큼 아래로, 경골(脛骨) 바깥쪽 가장자리. 전신의 기능을 조정하는 작용이 있다.

백회(百會) …… 머리의 꼭대기에 있는 급소로, 양쪽 귀를 잇는 선과 얼굴 중앙선이 만나는 곳에 있다. 좌우 집게손가락을 겹쳐 위에서부터 꽉 누른다.

상성(上星) …… 얼굴 중앙선의 연장선상으로 머리카락이 나 있는 곳에서 손가락 폭 2개 만큼 위. 두통이 있으면 여기에 압통이 나타난다. 축농증이나 코막힘에도 효과가 있는 급소이다. 기분 좋을 정도의 강도로 지압하자.

모든 급소는 5회 정도 지압한다.

편두통에는 발의 임읍 지압

편두통은 빈혈 타입인 사람이나 고집스러운 성격인 사람에게 많고, 좌우 어느 쪽인가 한쪽에 통증이 나타나기 쉽다. 이럴 때는 압통이 나타나기 쉬운 넷째발가락과 새끼발가락의 뼈가 만나는 곳에 있는 급소인 발의 임읍(臨泣)을 지압한다. 또 아픈 부위를 엄지를 제외한 4개의 손가락으로 눌러 혈행을 좋게 한다.

전두부의 통증에는 발의 삼리(三里)와 해계(解谿)의 지압

발목을 세우듯이 하면 등쪽에 2개의 굵은 맥이 나온다. 그 사이 오목한 곳이 해계(解谿)이다. 이 급소와 발의 삼리(三里)를 4~5회 지압한다.

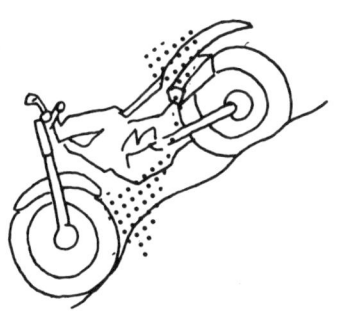

> 아픈 곳을 지압하는 것 뿐만 아니라 두부의 울혈을 제거하고 혈행을 좋게 할 것.

●두통, 머리 무거운 증세 완화시키는 법●

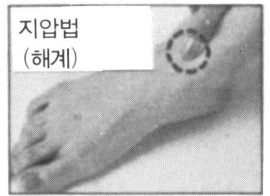
지압법
(해계)
엄지로 힘줄 사이를 꾹 누른다.

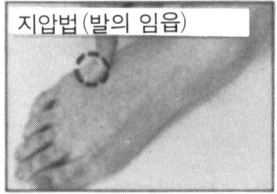
지압법(발의 임읍)
집게손가락으로 누르면 지압하기 쉽다.

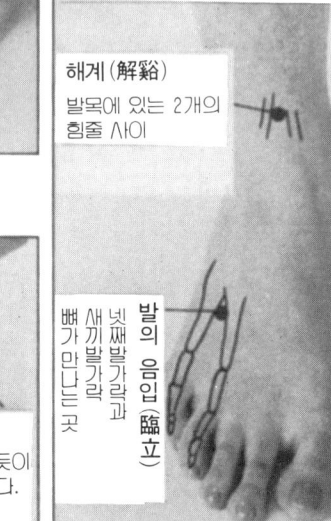
발의 안쪽 급소 찾는 법

해계(解谿)
발목에 있는 2개의 힘줄 사이

발의 임읍(臨泣)
넷째발가락과 새끼발가락 뼈가 만나는 곳

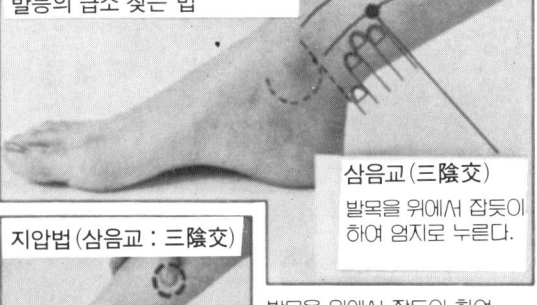
발등의 급소 찾는 법

삼음교(三陰交)
발목을 위에서 잡듯이 하여 엄지로 누른다.

지압법(삼음교 : 三陰交)
발목을 위에서 잡듯이 하여 엄지로 누른다.

머리 급소 찾는 법

백회(百會)
양쪽 귀의 상단을 이은 선과 얼굴 중앙에서 두상(頭上)으로 그은 선이 만나는 곳

상성(上星)
얼굴과 중심선의 연장선으로, 머리카락이 난 곳에서 손가락 폭 2개 만큼 위

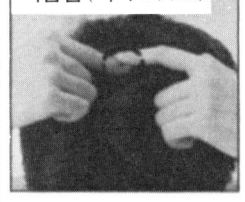
지압법(백회 : 百會)
집게손가락을 겹쳐 누르면 힘이 들어가 효과가 높아진다.

지압법(상성)
집게손가락의 배로 강하게 누른다.

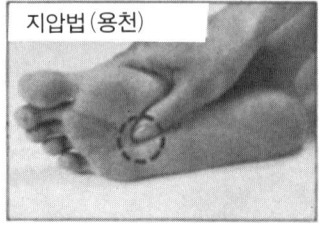
지압법(용천)
엄지의 배로 누른다.

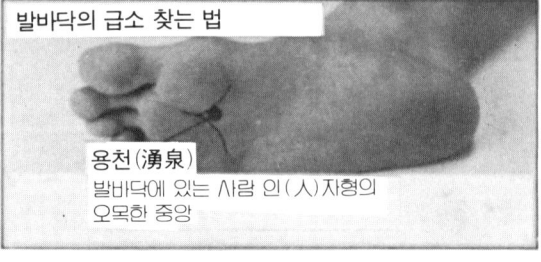
발바닥의 급소 찾는 법

용천(湧泉)
발바닥에 있는 사람 인(人)자형의 오목한 중앙

| 11 | 증상별·자율신경 실조증 치료법

동계(動悸), 숨가쁨

　동계(動悸)와 숨가쁨은 심장이나 호흡기에 병이 일어나는 경우, 어떤 이상(異常)이 초래되는 경우를 말한다. 동계(動悸)와 숨가쁨이 심하고 게다가 맥(脈)이 빠르며 흉통(胸痛)이 있는 경우에는 협심증(狹心症) 등의 위험이 있으므로 반드시 의사의 진단을 받도록 한다. 이외에 혈압 이상, 빈혈이나 동계가 동반되는 경우가 있다.
　그러나 동계, 숨가쁨의 대부분은 심장 이상과는 무관하다. 심장이나 폐(肺)는 자율신경에 의해 지배되고 있기 때문에 그 작용이 흐트러졌을 때 자율신경 실조증의 증상으로 동계나 숨가쁨이 나타난다. 이런 증상에는 급소 요법이나 마사지가 효과적이다. 팔의 급소인 극문(郄門)과 새끼손가락, 가운데손가락을 푸는 것과 함께 눈꺼풀의 압박이나 등의 마사지를 시험해 보기 바란다.
　극문(郄門)······손을 구부렸을 때 생기는 손목의 주름과 팔꿈치 안쪽의 주름을 잇는 선 중앙에 해당한다. 동계, 숨가쁨의 특효 급소인데, 실제로는 이 급소의 조금 위에 심한 압통이 나온다. 그 압통이 일어나고 있는 부분을 3초씩 4~5회 지압하거나 잘 주무른다.
　신문(神門)······손목 주름의 새끼손가락쪽의 오목한 곳에 있는 급소. 극문과 함께 동계, 숨가쁨의 특효 급소이다. 잘 지압하거나 주무른다.

새끼손가락과 가운데손가락의 지압

새끼손가락의 손톱이 자란 옆에는 소충(少衝)과 소택(少澤)이라는 심장과 관계되는 급소가 있다. 또 가운데손가락 끝에는 신경을 안정시키는 급소가 있으므로 양쪽 손가락 끝을 잘 주물러 푼다.

눈꺼풀을 압박하여 신경을 안정시킨다

자율신경 실조증에 의한 동계나 숨가쁨은 다분히 신경이 관계하고 있다. 누워서 눈꺼풀에 집게손가락, 가운데손가락, 넷째손가락을 대고 조용히 압박하기 바란다. 증기 타올을 눈꺼풀에 대고 위에서부터 압박해도 좋을 것이다. 4~5분 압박하고 있으면 교감 신경(交感神經)의 흥분이 가라앉고, 동계나 숨가쁨도 편해진다.

등의 마사지

기분을 안정시키고 릴렉스시키기 위해서는 등의 가벼운 마사지가 효과적이다.

마사지를 받는 사람은 엎드리고 등을 조용히 쓸어 받도록 한다. 마사지는 힘을 꽉 주어 압박하거나 손가락 끝으로 강하게 기분 좋을 정도의 세기로 하는 것이 요령이다.

이런 방법으로도 아직 나아지지 않으면 의사의 처치가 필요하다.

누워서 집게손가락, 가운데손가락, 넷째손가락을 눈꺼풀에 얹고 조용히 4~5분 누른다.

●동계(動悸), 숨가쁜 증세 치료법●

지압법(극문)

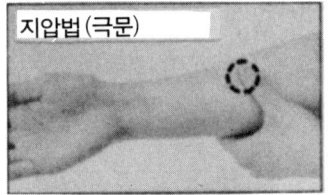

엄지로 극문 약간 위에 보이는 압통이 있는 곳을 정성스럽게 누른다.

지압법(신문)

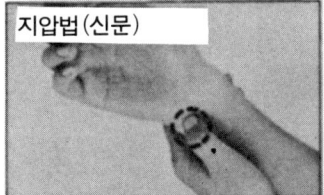

엄지로 잡듯이 하여 눌러 주무른다.

새끼손가락 주무르는 법

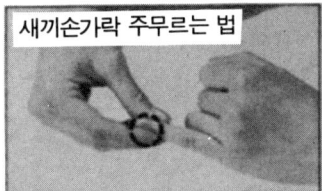

손톱이 난 옆을 중심으로 새끼손가락 끝을 주물러 준다.

가운데손가락 주무르는 법

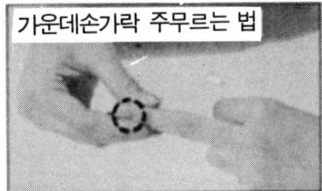

새끼손가락과 마찬가지로 주물러 준다.

마사지 하는 법

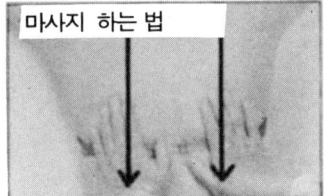

마사지는 기분 좋을 정도로 위에서 아래로 등을 손바닥으로 비비는 정도로 한다.

급소 찾는 법

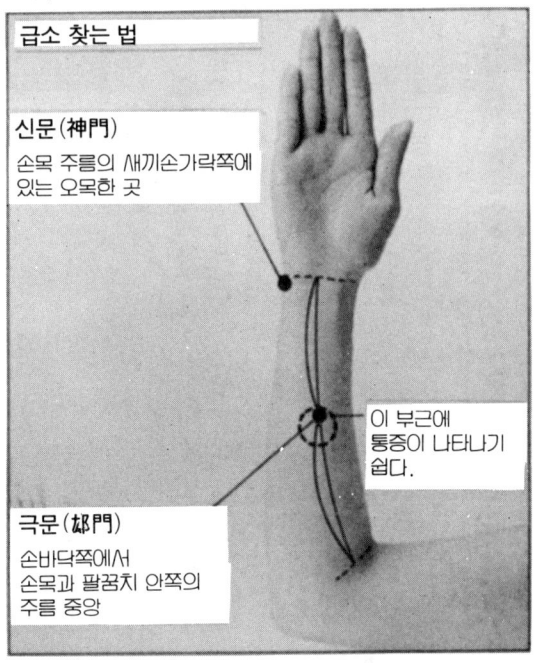

신문(神門): 손목 주름의 새끼손가락쪽에 있는 오목한 곳

극문(郄門): 손바닥쪽에서 손목과 팔꿈치 안쪽의 주름 중앙

이 부근에 통증이 나타나기 쉽다.

마사지할 부위

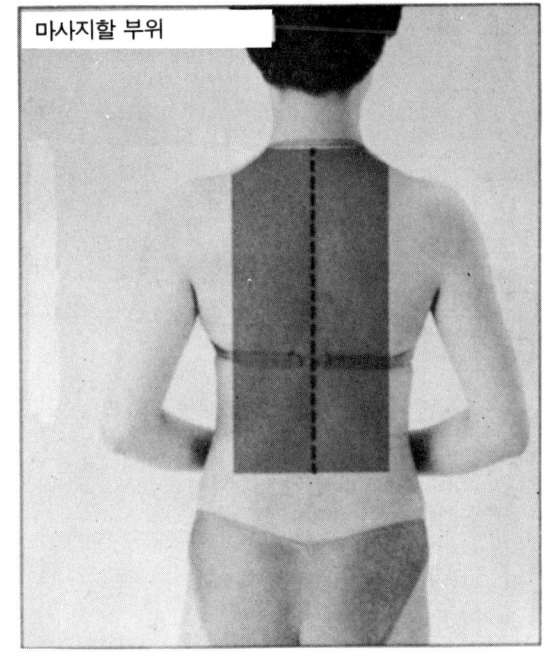

12 증상별·자율신경 실조증 치료법

식욕이 없다

　식욕이 없다거나 먹고 싶지가 않다거나 또는 무엇을 먹어도 맛이 없다는 것은 어딘가 이상이 있다는 신호라고 생각할 수 있다. 소화기의 병으로 인한 경우도 있지만 자율신경 실조증인 사람의 대부분은 소위 심인성(心因性) 식욕부진이다.

　사소한 일에 지나치게 신경을 쓰면 곧 그것이 위(胃)에 영향을 주는 것이 이 타입이다. 식욕을 담당하는 중핵(中核)은 뇌의 시상하부(視床下部)에 있고 여기는 자율신경의 작용을 조정하는 곳이기도 하다. 그 때문에 자율신경의 작용이 흐트러지면 식욕에 영향이 나타나기 쉽다는 것이다. 자율신경 실조증인 사람 중에는 반대로 식욕 과다가 되는 사람도 있는데, 대부분은 우울상태가 되고 식욕 부진이 일어난다.

지압으로 치료한다

　등의 급소는 엎드려 다른 사람의 지압을 받는다.

　격유(膈兪)······등뼈에서 손가락 폭 2개 만큼 바깥쪽으로, 견갑골 아래 가장자리의 높이. 지압을 하는 사람은 지압을 받는 사람의 왼쪽에 앉아 엄지에 체중을 실으면서 좌우의 급소를 동시에 지압한다.

　간유(肝兪)······격유에서 손가락 폭 3개 만큼 아래.

　비유(脾兪)······간유에서 손가락 폭 3개 만큼 아래.

위유(胃兪)……비유에서 손가락 폭 1개 만큼 아래.
모두 격유와 같은 요령으로 4~5회씩 지압한다.
중완(中脘)……배꼽과 급소 정중간에 있는 급소로 위(胃) 바로 위에 해당한다. 엄지로 지압한다.

뜨겁지 않은 뜸으로 고친다
발의 삼리(三里)……무릎의 뚜껑뼈에서 손가락 폭 4개 만큼 아래로 정갱이뼈 바로 바깥쪽. 소화기의 작용을 정돈한다.
신주(身柱)……견갑골 위의 뼈를 잇는 선이 등뼈와 만나는 곳에 있는 등뼈의 오목한 곳. 긴장된 신경을 안정시키는 효과가 있다.
이상의 급소에 생강뜸이나 마늘뜸을 한다.
신궐(神闕)……배꼽의 위치에 있고, 식욕 부진의 명혈(名穴). 염뜸을 한다.
① 배꼽 위에 5~6cm의 한지를 얹고 그 위에 소금을 얹어 평평하게 한다.
② 엄지손가락 크기의 쑥을 원추형으로 만들어 그 위에 얹고 불을 붙인다.
③ 뜨거워지면 쑥만 제거하고 배꼽 주위가 따뜻해질 때까지 2~3회 반복한다.

복부의 마사지
늑골(肋骨)의 아래 가장자리를 따라 엄지를 제외한 4개의 손가락으로 10회 정도 만진다. 식욕 부진은 물론 가슴이 타거나 숙취에도 효과적이다.

늑골 아래 가장자리를 따라 엄지를 제외한 4개의 손가락으로 10회 정도 만진다. 가슴이 답답할 때도 유효.

●식용증진에 도움이 되는 자극법 등의 급소 찾는 법●

지압법(격유)

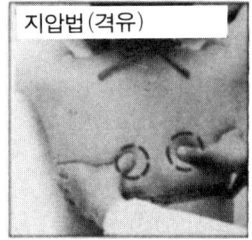

등의 급소는 자신이 지압할 수 없으므로 다른 사람에게 받는다. 지압하는 사람은 지압받는 사람 옆에 무릎을 세우고 앉아 엄지에 체중을 실어 좌우의 급소를 동시에 누른다.

등의 급소 찾는 법

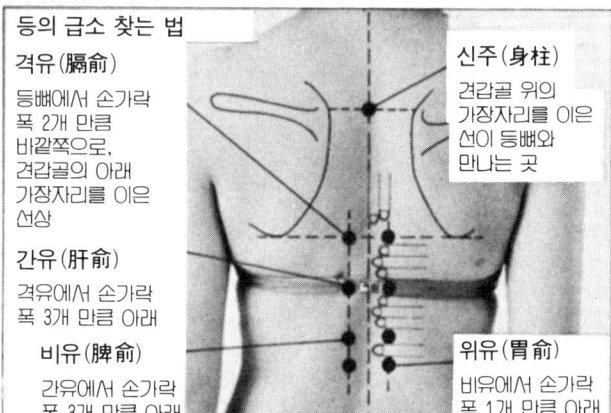

격유(膈俞)
등뼈에서 손가락 폭 2개 만큼 바깥쪽으로, 견갑골의 아래 가장자리를 이은 선상

간유(肝俞)
격유에서 손가락 폭 3개 만큼 아래

비유(脾俞)
간유에서 손가락 폭 3개 만큼 아래

신주(身柱)
견갑골 위의 가장자리를 이은 선이 등뼈와 만나는 곳

위유(胃俞)
비유에서 손가락 폭 1개 만큼 아래

지압법(간유)

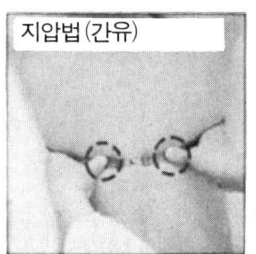

위에서 체중을 실어 누른다.

지압법(비유)

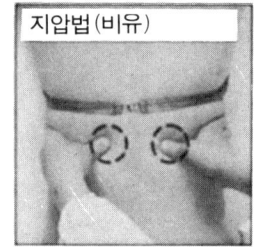

좌우의 급소를 동시에 누른다.

지압법(위유)

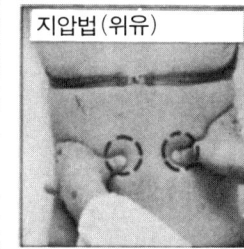

마찬가지로 해서 누른다. 누르는 횟수는 약 2~3회.

마사지 방법

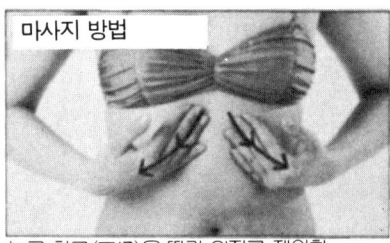

늑골 하록(下緣)을 따라 엄지를 제외한 4개의 손가락으로 위에서 아래를 향해 비빈다.

지압법(중완)

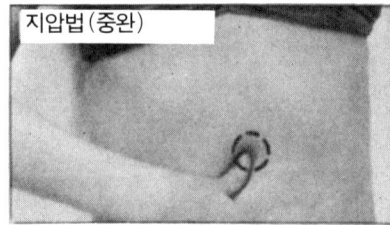

사진과 같이 누워서 허리나 또는 좌위(座位)로 엄지의 배로 누른다.

복부의 급소와 마사지 부위

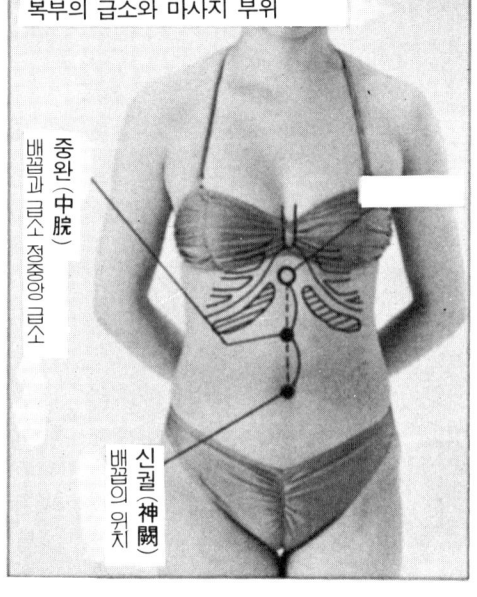

중완(中脘)
배꼽과 급소 정중앙 급소

신궐(神闕)
배꼽의 위치

13. 증상별·자율신경 실조증 치료법

위(胃)가 무겁다

위(胃)가 무겁다라는 증상은 위 아토니나 위하수(胃下垂) 등 본래 체력이 없는 사람이 걸리기 쉬운 병에 의해 일어나는 경향이 있다. 그러나 최근에는 스트레스성 위의 증상을 호소하는 사람이 늘어나고 있다. 어느 경우에나 만성적(慢性的)인 증상의 경향이 있고, 일시적으로는 위약(胃藥)으로 약이 되어도 또다시 같은 증상을 반복하는 경우가 적지 않다. 폭음폭식(暴飮暴食)을 삼가하는 동시에 급소 지압이나 마사지로 위장을 튼튼하게 한다.

가정에서 행할 대책은 기본적으로는 식욕 부진의 항에서 소개한 요법과 같다. 우선 위 안쪽에 있는 등의 급소를 각각 3~4회씩 지압한다. 급소의 위치는 그다지 신경쓰지 말고 등뼈에서 손가락 폭 2개 정도 바깥쪽을 견갑골 아래 가장자리에서 허리까지의 순서대로 엄지로 지압해 받아도 좋을 것이다.

복부의 급소인 중완(中脘)과 발의 삼리(三里)는 지압은 물론 생강 뜸이나 마늘뜸을 하면 보다 효과적이다. 단 마늘뜸은 의복이나 몸에 냄새가 남으므로 그점만은 주의하기 바란다. 또 복부의 마사지도 위(胃)의 불쾌감이나 묵직함을 해소하는 효과가 있다.

여기에 덧붙여 급소의 마사지와 발의 마사지를 실시하면 위의 불쾌감이 싹 해소된다.

배의 지압과 마사지

거궐(巨闕)……급소 중앙으로, 흉골 하단에서 손가락 폭 2개 만큼 아래에 있는 급소. 엄지손가락으로 천천히 3회 정도 지압한다.

중완(中脘)……거궐과 배꼽의 중간에 있는 급소. 엄지손가락을 제외한 양손의 4개의 손가락을 겹쳐 급소를 향해 눌러 올리듯이 마사지한다. 2~3회 천천히 실시한다.

급소를 이쑤시개로 찌른다

이쑤시개를 5~6개 다발로 만들어 고무줄로 묶는다. 그 끝으로 급소에서부터 중완(中脘) 급소까지 자극한다. 피부가 약간 붉은 기를 띨 때까지 가볍게 찔러준다.

삼리의 도근(道筋) 마사지

발의 삼리(三里)는 건강의 급소라고도 일컬어지며, 위(胃)의 작용을 정비하는 효과가 있다. 잘 지압하는 것과 함께 경락(에네르기의 흐름)을 따라 마사지하자.

① **발의 삼리(三里)**……무릎에서부터 발가락 폭 4개 만큼 아래로, 경골 옆 오목한 곳에 있다. 마사지하는 부위는 이 급소에서 발목에 걸쳐서이다.

② 발의 삼리를 엄지로 잘 주무르고, 근육을 따라 작은 원을 그리면서 발목까지 마사지한다. 반대발도 마찬가지로.

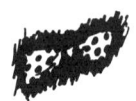

급소와 배꼽의 중간에 있는 급소를 양손으로 눌러 올려 위를 올리듯이 압박한다.

●위(胃)의 불쾌 증상 제거법●

지압법 (거궐)
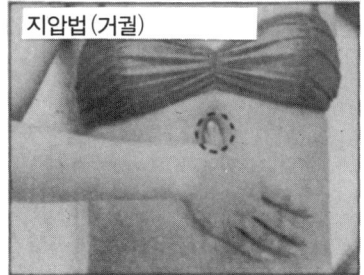
누워서 엄지로 천천히 누른다.

이쑤시개 자극
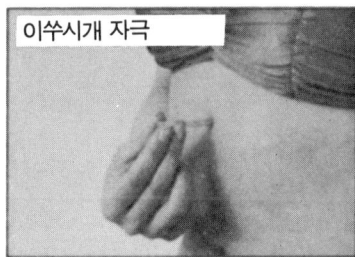
이쑤시개를 5~6개 고무줄로 묶어 그 끝으로 콕콕 찌른다.

배의 마사지 방법
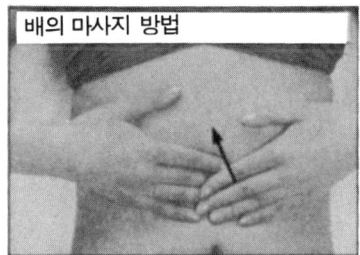
엄지를 제외한 양손 4개의 손가락을 겹쳐 대략 중완의 급소 위치에 얹고 위를 들어 올리는 듯한 느낌으로 비스듬히 위쪽으로 압박한다.

배의 급소와 자극할 부위
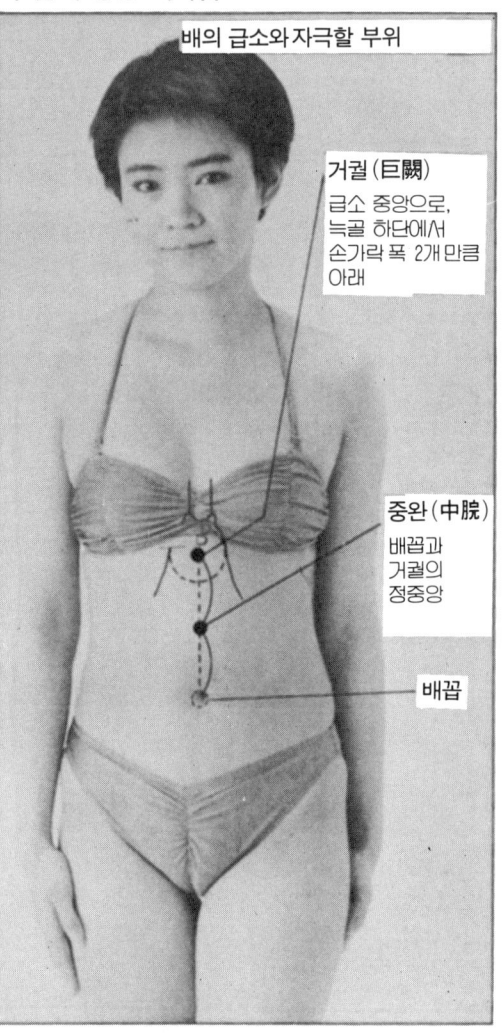

거궐(巨闕)
급소 중앙으로, 늑골 하단에서 손가락 폭 2개 만큼 아래

중완(中脘)
배꼽과 거궐의 정중앙

배꼽

마사지할 발의 부위
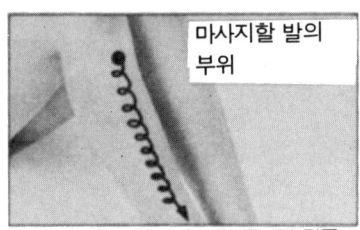
발의 삼리(무릎에서 손가락 폭 4개 만큼 아래로, 경로의 옆 오목한 곳)에서 발목까지

발의 마사지 방법
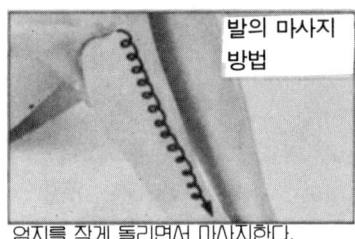
엄지를 작게 돌리면서 마사지한다.

14 증상별·자율신경 실조증 치료법

배가 아프다

배의 통증에는 따뜻하게 하는 것이 가장 좋지만, 열을 동반할 때는 충수염(虫垂炎)이나 식중독, 감염증 등의 염려가 있으므로 결코 따뜻하게 해서는 안된다.

또 열이 없는 경우라도 위궤양이나 십이지장궤양의 초기 증상인 경우도 있다. 위궤양이 있을 경우에는 즉각 의사의 치료를 받아야겠지만 급소 요법을 실시하면 증상이 경감되고 체력 증대를 기할 수도 있다.

열이 없을 때는 우선 배를 잘 따뜻하게 해 본다. 그런 다음, 등을 지압하여 위장의 작용을 정비한다. 무릎 위의 양악(梁丘)도 위의 통증 등 복부의 통증에 효과가 있는 급소이다.

복부를 따뜻하게 하는 법

배꼽을 따뜻하게 하는 것이 가장 효과적이다. 염뜸을 2~3회 하면 복부 전체가 따뜻해지고 통증이 가벼워질 것이다.

염뜸이 성가시면 다 쓴 보온통을 이용해도 좋을 것이다. 단, 그때는 통증이 있는 배만이 아니라 반드시 배꼽을 포함하여 등과 배 양쪽을 따뜻하게 하기 바란다. 이렇게 하면 몸의 심지가 잘 따뜻해져 곧 통증도 완화된다.

급소 지압법

등의 급소는 허리 주변에 있는 위유(胃兪), 삼초유(三焦兪), 대장유(大腸兪), 소장유(小腸兪)를 이용한다. 지압을 받는 사람은 엎드리고 지압을 하는 사람은 그 옆에 앉아 엄지로 지압한다. 누르는 강도는 2~3kg을 기준으로 하며, 헬스미터로 힘 넣는 상태를 미리 확인해 두면 좋을 것이다. 3초 눌렀다가 1초 쉬는 것이 지압의 기본이다.

위유(胃兪)……등뼈에서 손가락 폭 2개 만큼 바깥쪽으로, 허리에서 손가락 폭 3개 만큼 위. 위(胃)의 작용과 관계가 깊은 급소로, 좌우 급소를 엄지로 동시에 눌러 받는다.

삼초유(三焦兪)……위유(胃兪)와 허리선의 중간. 위유와 마찬가지로 지압을 한다.

대장유(大腸兪)……삼초유에서 손가락 폭 4개 만큼 아래.
배가 꾸룩꾸룩거리거나 하복부의 통증, 설사, 변비에 효과가 있는 급소이다.

소장유(小腸兪)……대장유에서 손가락 폭 3개 만큼 아래. 소장의 작용과 관계 있는 급소로, 배꼽을 중심으로 한 통증에 효과적이다.

이상의 급소를 각각 3~5회 지압해 가면 위장 장해에서 오는 등의 결림이나 묵직함이 해소되어 상쾌하다.

양악(梁丘)……무릎 바깥쪽으로, 뚜껑뼈에서 손가락 폭 3개 만큼 위. 엄지손가락으로 3~4회 누른다.

배꼽을 끼듯이 하여 등과 배 양쪽에서 보온통으로 따뜻하게 한다.

●배의 통증을 완화시키는 방법●

등을 따뜻하게 하는 법

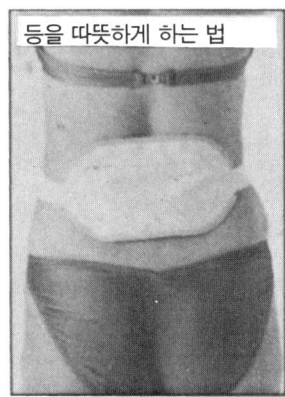

쓰다 버리게 된 카이로를 배꼽 바로 안쪽에 해당하는 허리 위치에 댄다.

등의 급소 찾는 법

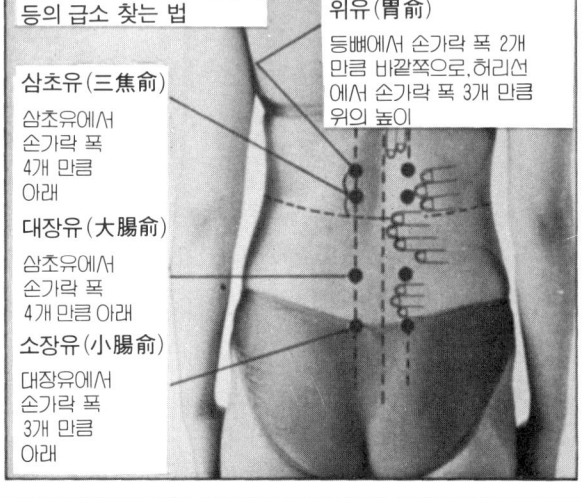

위유(胃俞)
등뼈에서 손가락 폭 2개 만큼 바깥쪽으로, 허리선에서 손가락 폭 3개 만큼 위의 높이

삼초유(三焦俞)
삼초유에서 손가락 폭 4개 만큼 아래

대장유(大腸俞)
삼초유에서 손가락 폭 4개 만큼 아래

소장유(小腸俞)
대장유에서 손가락 폭 3개 만큼 아래

복부를 따뜻하게 하는 법

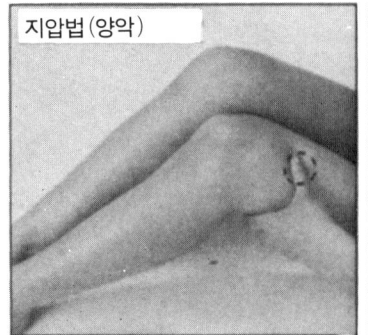

배꼽을 중심으로 따뜻하게 한다.

지압법 (위유:胃俞)

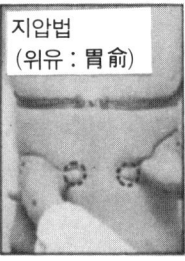

지압을 하는 사람은 지압을 받는 사람의 옆에 무릎을 세우고 엄지의 배로 좌우의 급소를 동시에 누른다.

지압법 (삼초유:三焦俞)

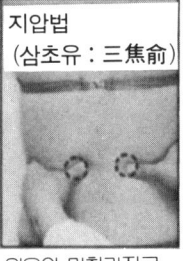

위유와 마찬가지로 누른다.

지압법 (대장유:大腸俞)

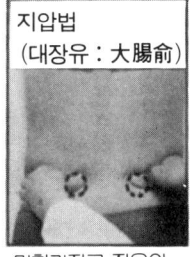

마찬가지로 좌우의 급소를 동시에 누른다. 소장유도 마찬가지로

지압법(양악)

발을 가볍게 세우고 엄지로 누르면 힘을 넣기 쉽다.

발의 급소 찾는 법

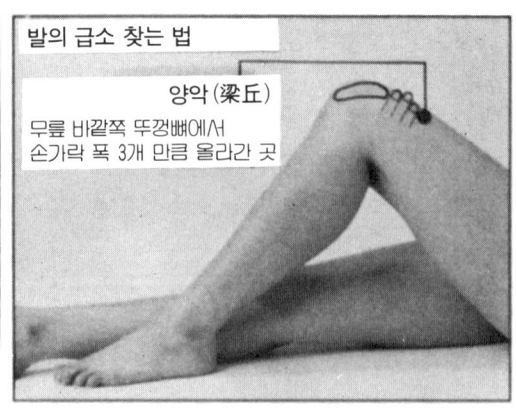

양악(梁丘)
무릎 바깥쪽 뚜껑뼈에서 손가락 폭 3개 만큼 올라간 곳

15 증상별·자율신경 실조증 치료법

변비가 계속된다

여성의 7할 정도는 변비라고 일컬어지고 있다. 게다가 그 대부분은 습관성 변비라고 불리우는 타입의 변비이다. 이것은 변비가 있음에도 불구하고 식사가 불규칙하거나 작업 중이기 때문에 집에 돌아간 뒤로 미루는 등으로 참기 때문에 생긴다. 참는 것이 버릇이 되면 변이 쌓여 있어도 변의(便意)를 재촉하지 않게 된다. 또 최근에는 스트레스가 원인인 변비도 증가하고 있다.

장(腸)의 운동도 자율신경이 조정하고 있으므로 스트레스로 작용이 흐트러지면 변비를 일으키는 것이다.

변비가 되면 배가 당기고 괴로울 뿐만 아니라 식욕 부진, 복통, 위(胃)의 묵직함, 두통, 더 나아가서는 치질의 원인이 된다. 미용을 위해서나 건강을 위해서도 빨리 해소해야 한다.

대나무 밟기는 혈액의 흐름을 좋게 하는 것과 함께 발의 말초신경을 자극하여 장의 운동을 높이는 효과가 있다. 그리고 복식호흡(腹式呼吸)을 하여 신경을 안정시킨다.

① 직경 10~15cm의 푸른 대나무를 준비하여 장심으로 밟는다.

② 그대로 300회 정도 밟는다. 장심을 중심으로 밟고, 무릎을 높이 들어올리면서 실시하면 효과가 높아진다.

③ 푸른 대나무 밟기가 끝나면 심호흡 대신 복식호흡(腹式呼吸)을 10회 정도 실시한다. 선 채로 하거나 앉은 채로 하거나 상관없다.

복부의 지압

장문(章門)……늑골 맨 아래의 가장자리에 있다. 옆을 향해 누워 허리를 잡듯이 3~5회 지압한다.

대맥(帶脈)……배꼽과 거의 같은 높이로 협복에 있는 급소. 장문과 마찬가지로 지압한다.

대거(大巨)……배꼽에서 손가락 폭 3개 만큼 바깥쪽에서 다시 3개 만큼 내려간 곳. 누워 지압한다.

모든 급소에 생강뜸을 잘하면 한층 효과적이다.

등의 지압

변비점(便秘点)……등뼈에서 손가락 폭 4개 만큼 바깥쪽으로, 늑골 아래 가장자리(허리선)에서 손가락 폭 2개 만큼 아래. 지압을 받는 사람은 엎드리고, 지압을 하는 사람은 좌우의 급소를 동시에 엄지로 누르거나 또는 양손의 엄지를 겹쳐 한쪽씩 누른다.

대장유(大腸兪)……대장과 관계 깊은 급소이므로 지압하면 대장의 작용이 활발해진다.

차료(次髎)……등뼈에서 손가락 폭 1개 만큼 바깥쪽으로, 대장유와 미저골(尾骶骨) 선단을 잇는 선의 중앙 높이. 변통 이상(便通異常)을 조정하는 급소로, 골반 내장기의 이상에 사용된다.

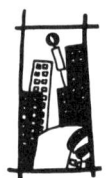

'변비점' 등의 급소 지압과 함께 푸른 대나무 밟기를 실시하여 대장 작용을 활발하게 한다.

●변비 치료법●

등의 급소 찾는 법

변비점
등뼈에서 손가락 폭 4개 만큼 바깥쪽으로, 허리선에서 손가락 폭 2개 만큼 아래

대장유(大腸兪)
등뼈에서 손가락 폭 2개 만큼 바깥쪽으로, 변비점에서 손가락 폭 1개 만큼 아래

차료(次髎)
등뼈에서 손가락 폭 1개 만큼 바깥쪽으로, 대장유의 미저골(尾骶骨) 선단을 이은 선의 중앙

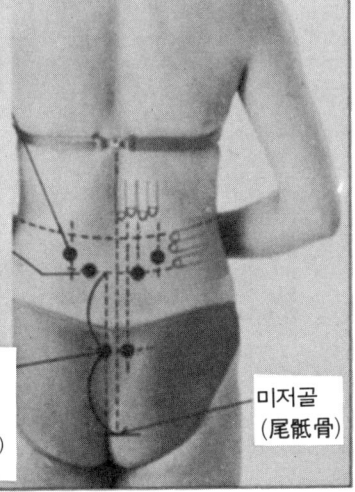

미저골(尾骶骨)

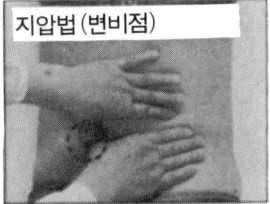

지압법(변비점)
양손의 엄지를 겹쳐 누른다.

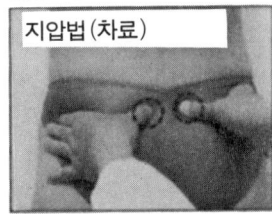

지압법(차료)
지압을 하는 사람은 대략 2~3kg의 힘으로 누른다.

푸른 대나무 밟기

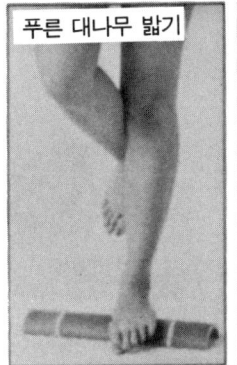

장심으로 좌우 번갈아 푸른 대나무를 밟는다.

배의 급소 찾는 법

장문(章門)
늑골 가장 아래 가장자리

대맥(帶脈)
옆 배에서 배와 거의 같은 높이

대거(大巨)
배꼽에서 손가락 폭 3개 만큼 바깥쪽으로, 손가락 폭 3개 만큼 내려간 곳

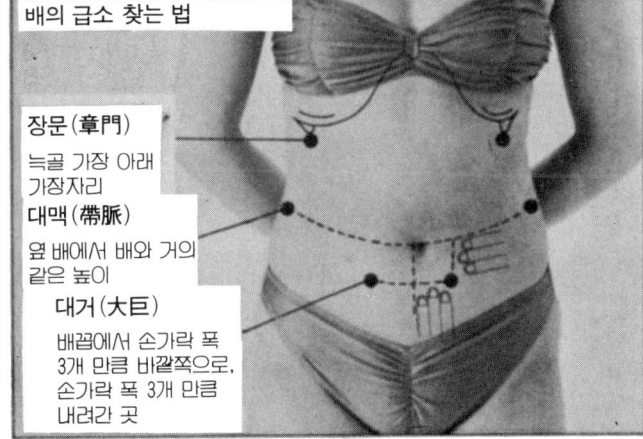

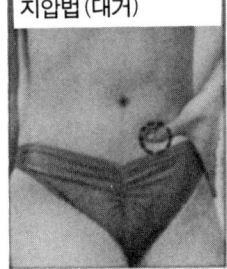

지압법(대거)
누워서 엄지로 천천히 누른다.

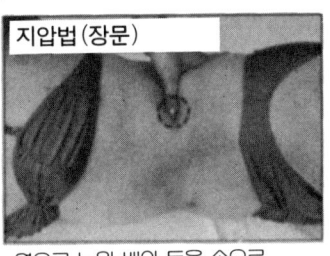

지압법(장문)
옆으로 누워 배와 등을 손으로 끼듯이 하여 엄지로 위에서부터 누른다.

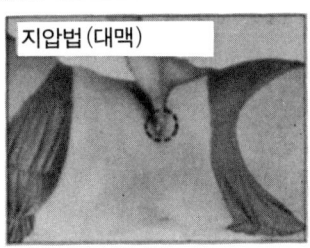

지압법(대맥)
마찬가지로 누른다.

16 증상별·자율신경 실조증 치료법

설사가 계속된다

설사의 원인은 크게 2가지가 있다. 한 가지는 장(腸)의 작용이 높아져 수분이 충분히 흡수되지 않은 채 내용물이 장을 통과해 버리는 경우이고 또 한 가지는 수분을 흡수하는 장의 점막(粘膜) 자체의 작용이 저하되어 있는 경우이다. 그러나 어떤 경우에나 원인이 있다.

자율신경 실조증(自律神經失調症)은 대장의 작용을 컨트롤하는 신경이 흐트러지기 때문에 변비와 동시에 설사를 하는 사람도 많이 볼 수 있다. 최근에 많아진 과민성 대장염도 스트레스 때문에 생긴 자율신경의 이상이 원인이 되어 변비와 설사가 반복되는 것이다.

그러나 열이 나거나 설사의 횟수가 매우 빈번하며, 설사와 변비가 번갈아 반복되면서 변이 가늘어지는 증상이 있을 때는 중독이나 세균에 의한 설사, 암 등 중요한 병의 징조일 경우로 생각할 수 있으므로 의사의 진단을 받도록 하자.

이런 병과는 관계없는 만성적인 설사에는 뜨겁지 않은 뜸이나 지압이 효과를 발휘한다.

배를 따뜻하게 한다

잘 때 추워서 설사를 하기도 하는데, 설사를 치료하기 위한 기본은 배를 따뜻하게 하여 복부의 혈행을 좋게 하는 것이다. 미지근한 물(38~39도)에 10~15분 가만히 있는 것도 좋을 것이다. 또 보온통을 등에 대고 양쪽에서 배꼽을 끼듯이 하여 따뜻하게 하는 방법도 간단하고 편리하다.

뜨겁지 않은 뜸으로 치료한다

배꼽에 염뜸을 실시하는 동시에 복부의 대거(大巨)와 팔의 지구(支溝)의 각 급소에도 생강뜸을 한다.

대거(大巨)······배꼽에서 손가락 폭 3개 만큼 바깥쪽에서 다시 손가락 폭 3개 만큼 내려간 곳. 여기에 두께 2~3mm로 자른 생강을 얹고 그 위에 엄지 머리 크기의 쑥을 원추형으로 얹어 불을 붙인다. 뜨거워지면 쑥을 제거한다. 이것을 2~3회 실시하면 주위가 따뜻해져 기분이 좋아진다.

지구(支溝)······손의 등쪽으로 손목 주름에서 손가락 폭 4개 만큼 위의 팔 중앙. 설사를 하면 여기에 압통이 생긴다. 지구를 엄지로 잘 주물러 풀 뿐만 아니라 생강뜸을 하면 보다 효과가 높아질 것이다. 방법은 대거의 경우와 같다.

지압으로 고친다

엎드려 등의 대장유와 소장유를 다른 사람에게 눌러 받는다. 또 발의 양악을 지압한다.

양악(梁丘)······발의 바깥쪽으로, 무릎의 뚜껑뼈 상단에서 손가락 폭 3개 만큼 위.

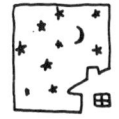

배를 잘 따뜻하게 하는 것이 기본. 미지근한 물을 얹거나 배꼽에 염뜸을 한다.

●설사 치료법●

지압법 (대장유)

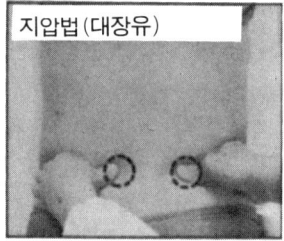

지압을 받는 사람은 엎드린다. 지압을 하는 사람은 그 옆에 무릎을 세우고 엄지로 좌우의 급소를 동시에 누른다.

지압법 (소장유)

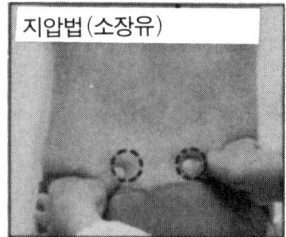

마찬가지로 누른다.

등의 급소 찾는 법

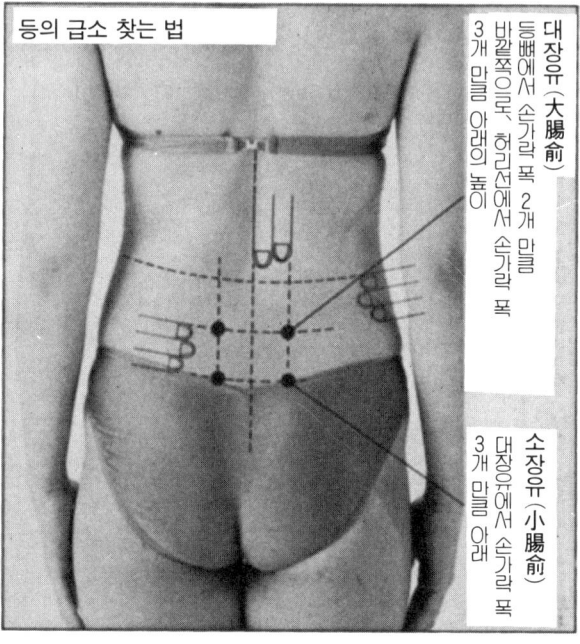

대장유 (大腸兪) 등뼈에서 손가락 폭 2개 만큼 바깥쪽으로, 허리선에서 손가락 폭 3개 마디 아래의 높이

소장유 (小腸兪) 대장유에서 손가락 폭 3개 마디 아래

손과 복부의 급소 찾는 법

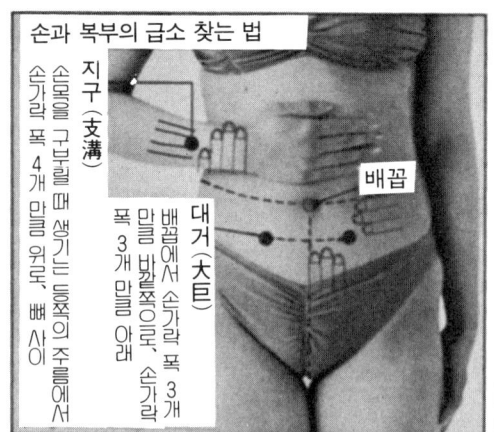

지구 (支溝) 손등을 구부릴 때 생기는 등쪽의 주름에서 손가락 폭 4개 만큼 위로, 뼈 사이

대거 (大巨) 배꼽에서 손가락 폭 3개 만큼 바깥쪽으로, 손가락 폭 3개 마디 아래

배꼽

발의 급소 찾는 법

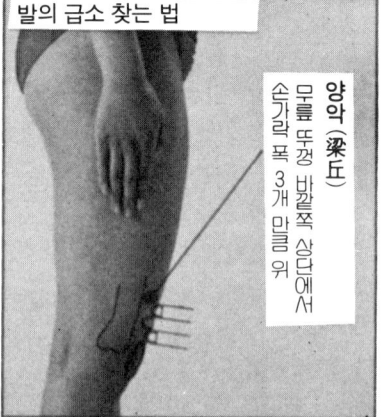

양악 (梁丘) 무릎 뚜껑 바깥쪽 상단에서 손가락 폭 3개 마디 위

지압법 (지구:支溝)

지압법 (양구:梁丘)

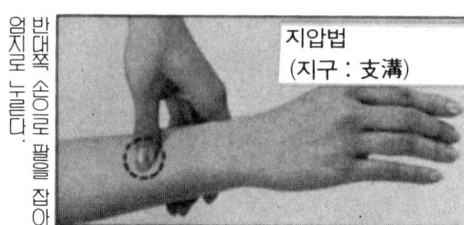

반대쪽 손으로 팔을 잡아 엄지로 누른다.

넓적다리를 엄지와 다른 4개의 손가락으로 끼듯이 하여 엄지 배로 누른다.

11 증상별·자율신경 실조증 치료법

눈이 피로하다

눈 속이 아프다, 눈부시다, 눈물이 나온다라는 증상이 일어나는 안정피로(眼精疲勞)는 단순히 눈의 피로라고 하기 보다는 전신적인 피로의 상징이라고 할 수 있는 경우가 많은 것 같다. 두통이나 어깨 결림, 현기증, 위(胃)의 이상 등을 동반하는 경우도 적지 않다.

최근에는 컴퓨터 등으로 장시간 계속해서 모니터 화면을 보기 때문에 일어나는 안정 피로도 늘어나고 있다. 그러나 물체가 2개로 보인다, 뿌옇다, 눈이 심하게 아프다, 또는 구역질이 동반된다라는 경우에는 녹내장이나 백내장 등 중병의 전조(前兆)일 경우도 있으므로 주의가 필요하다.

또 노안(老眼)이나 근시로 안경의 도수가 맞지 않은 경우에도 안정피로가 생긴다.

이런 원인이 아닌 단순한 안정피로에는 급소 요법이 상당히 효과적이다. 눈 주위의 급소나 손발의 급소를 이용하여 눈의 피로를 풀어준다.

지압으로 고친다

피로한 눈에는 눈 주위의 태양(太陽)과 정명(睛明), 목의 천주(天柱)와 풍지(風池), 손의 합곡(合谷), 발의 태충(太衝)의 각 급소를 이용한다.

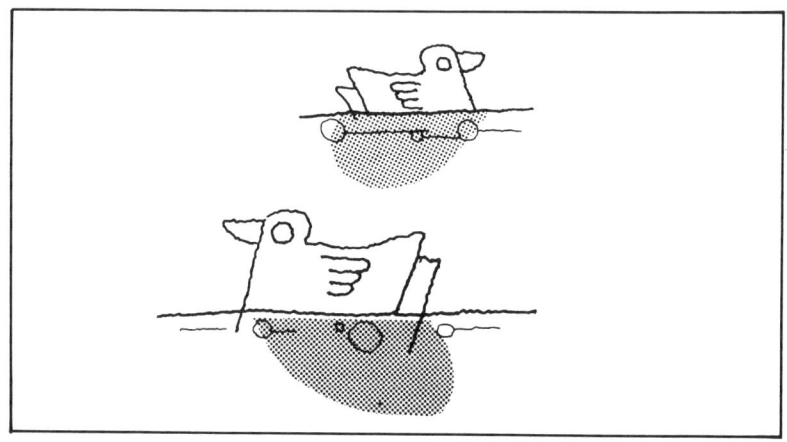

태양(太陽)……눈꼬리와 미모(眉毛)의 끝을 이은 곳. 얼굴을 약간 앞으로 숙여 가운데손가락으로 좌우 동시에 3초씩 3회 누른다.

정명(睛明)……눈머리와 코의 뿌리 사이에 있는 급소. 코 뿌리를 감싸듯이 하여 꽉 누른다.

천주(天柱)……목 근육의 굵은 근육 양옆으로, 두골 바로 아래. 머리를 약간 뒤쪽으로 젖히고 숨을 들이마시면서 누른다.

풍지(風池)……천주에서 손가락 폭 1개 만큼 바깥쪽. 천주와 마찬가지로 지압한다.

합곡(合谷)……손의 엄지와 집게손가락의 뼈 뿌리 사이. 누르면 팔까지 울리는 듯한 압통이 있다. 여기를 반대손 엄지와 집게손가락으로 끼듯이 하여 누른다.

태충(太衝)……엄지발가락과 집게발가락의 뼈 뿌리 사이에 있는 급소. 누르면 압통이 있다. 동양의학에서는 눈은 간(肝)과 관계가 깊다고 일컬어지고 있는데, 태충(太衝)은 그 간경(肝經)이라는 경락(에네르기의 흐름)의 중요한 급소로 간장계통의 작용을 조정한다.

따뜻하게 하여 고친다

단순한 안정피로는 따뜻하게 해주면 기분이 좋아진다.

 눈을 감고 눈꺼풀에 증기 타올을 얹은 다음, 10~15분 정도 따뜻하게 한다. 단, 결막염(結膜炎) 등 급성 염증은 찬물로 짠 타올로 식혀준다.

눈의 충혈이나 안압(眼壓)이 높을 때는 행간(行間)을 지압

 눈이 빨갛게 충혈되거나 안압(眼壓)이 높을 때는 엄지와 집게발가락의 뿌리 가까운 행간(行間)을 지압하면 편해진다.

 단, 곧 병원에서 진단을 받도록 한다.

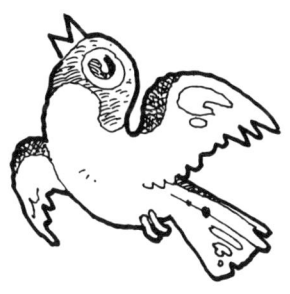

눈 주위와 목 뒤쪽의 급소를 지압하고 증기 타올로 눈 위에서부터 따뜻하게 한다.

●피로한 눈 해소법●

지압법(정명)
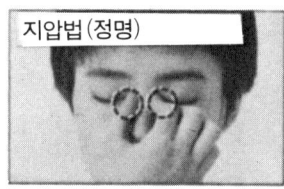
엄지와 집게손가락 끝으로 끼듯이 하여 누른다.

지압법(태양)
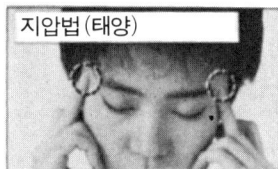
얼굴을 조금 앞으로 숙이면 엄지로 턱을 지탱한 채 가운데손가락으로 누른다.

따뜻하게 하는 법
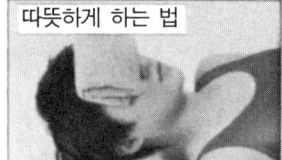
화상을 입지 않도록 식힌 증기 타올을 눈꺼풀에 두고 10~15분 간 따뜻하게 한다.

얼굴의 급소 찾는 법
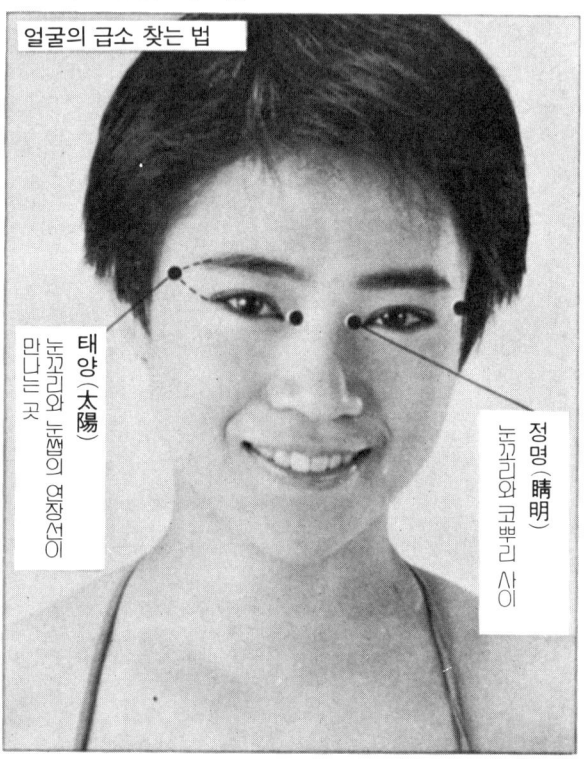

태양(太陽) 눈꼬리와 눈썹의 연장선이 만나는 곳

정명(睛明) 눈꼬리와 코뿌리 사이

손의 급소 찾는 법
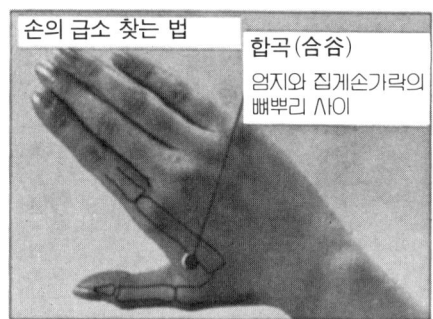

합곡(合谷) 엄지와 집게손가락의 뼈뿌리 사이

발의 급소 찾는 법
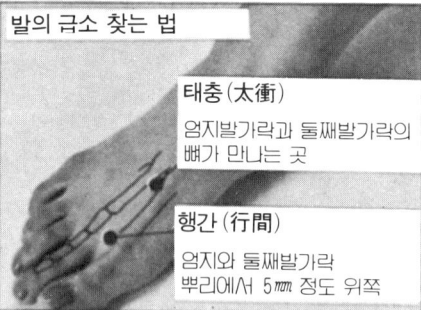

태충(太衝) 엄지발가락과 둘째발가락의 뼈가 만나는 곳

행간(行間) 엄지와 둘째발가락 뿌리에서 5㎜ 정도 위쪽

지압법(합곡:合谷)
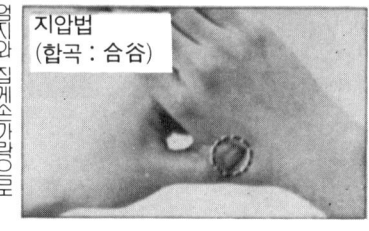
엄지와 집게손가락으로 급소를 끼듯이 하여 누른다.

지압법(행간:行間)
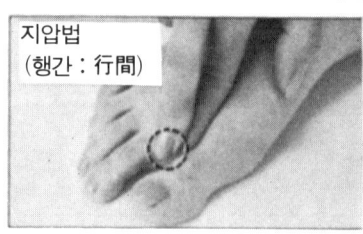
집게손가락에 가운데손가락을 겹쳐 누른다.

18 증상별·자율신경 실조증 치료법

발, 허리가 차다

    냉증은 여성에게 많은 증상으로, 어떤 한 부위만 차다고 느끼는 것을 가리킨다. 그중에서 가장 많은 것이 여기에 든 발 허리의 냉증이다.
    차다고 느끼는 부분의 피부 온도를 측정해 보면 분명히 낮은 경우가 많지만, 개중에는 낮지도 않은데 차다고 느끼기도 하며, 반대로 온도가 낮은데도 찬기를 느끼지 않는 사람도 있다.
    그러나 기본적으로 말하면 냉증은 체온을 조정하는 기능의 이상이라고 생각해도 좋을 것이다.
    우리들의 몸에는 열을 발산하여 체온을 조정하는 자연 냉각기가 갖추어져 있다. 이것이 혈액으로, 더워지면 몸의 표면을 흐르는 혈액의 양이 증가하여 열을 밖으로 발산시키고, 추워지면 몸에 혈액이 모여 밖으로 열이 도망치지 못하게 한다. 이런 혈액 작용을 조정하는 자율 신경이 그 어떤 원인으로 흐트러지면 냉증이라는 식으로 나타나는 것이다.

증기 타올로 따뜻하게 한다
    허리 위에서 선골 끝(속칭 머리골)까지를 비닐 봉지에 넣은 증기 타올로 15~20분 따뜻하게 한다. 그런 다음, 다음과 같은 급소 지압과 마사지를 한다.

발의 급소 지압

동양 의학에서는 냉증은 신경과 비경(脾經)이라는 경락의 흐름이 정체되어 있는 것이라고 하므로 이 경락을 조정하는 급소를 중심으로 지압한다.

용천(湧泉)……발바닥에 있는 사람·인(人)자 모양의 오목한 곳 중앙. 엄지로 3~5회 지압.

태계(太谿)……안쪽 복사뼈와 아킬레스건 사이. 정력이나 호르몬과 관계가 깊은 급소이다. 엄지로 지압한다.

복류(復溜)……태계에서 손가락 폭 3개 만큼 위로, 희미하게 박동을 느낄 수 있는 곳. 태계와 마찬가지로 누른다.

삼음교(三陰交)……태계에서 손가락 폭 4개 만큼 위.

비경(脾經), 신경(腎經), 간경(肝經)이라는 3개의 경락이 만나는 곳으로, 냉증 치료에 빼놓을 수 없는 급소이다.

발 안쪽의 마사지

경락을 따라 발 안쪽을 아래에서 위로 마사지한다.

① 마사지를 받는 사람은 눕고 마사지하는 사람은 마사지를 받는 사람의 발목을 잡아 무릎 위에 얹는다.

② 장딴지 안쪽을 아래에서 위로 쓸어올리듯이 손바닥으로 10회 정도 비빈다.

③ 넓적다리도 마찬가지로 좌우 각 10회 정도 비벼 올린다. 자신이 마사지할 경우에는 피부가 약간 빨개질 때까지 목욕 브러시로 비벼준다.

허리 주변을 증기 타올로 따뜻하게 한 다음, 발의 지압과 마사지를 한다.

●발 허리의 냉증 치료법●

발의 안쪽 급소 찾는 법

삼음교(三陰交)
태계에서 손가락 폭 4개 만큼 위의 높이로, 경골 옆.

태계(太谿)
안쪽 복사뼈와 아킬레스건 사이의 오목한 곳

복류(復溜)
태계에서 3손가락 만큼 폭 위

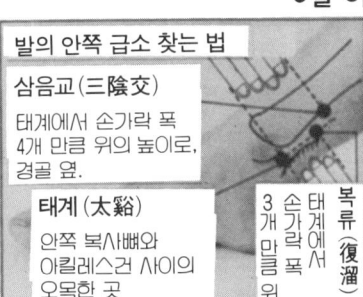

발바닥의 급소 찾는 법

용천(湧泉)
발바닥에 있는 사람 인(人)자 모양의 오목한 곳 중앙

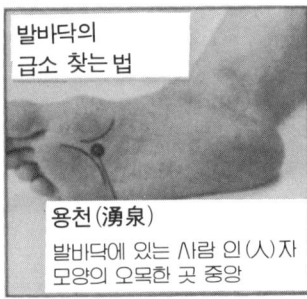

지압법 (삼음교)
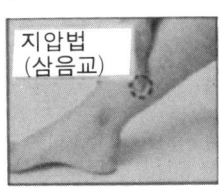
발의 정강이를 집듯이 하여 엄지로 누른다.

지압법 (태계)
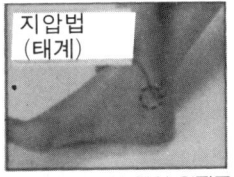
발목을 집듯이 하여 엄지로 누른다.

지압법 (복류)
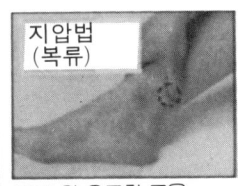
경골 옆 오목한 곳을 엄지로 누른다.

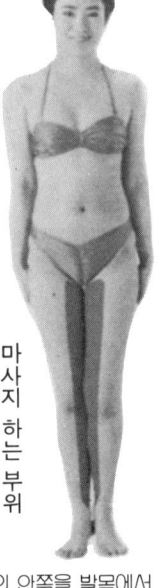

마사지 하는 부위

양발의 안쪽을 발목에서 넓적다리 뿌리까지

장단지의 안쪽 마사지

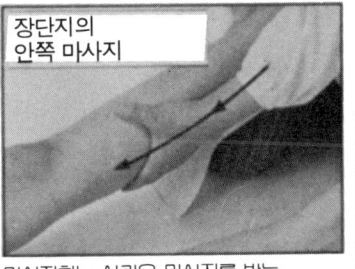

마사지하는 사람은 마사지를 받는 사람의 발목을 단단히 잡아 무릎 위에 얹고 손바닥 전체를 사용하여 발목에서 무릎에 걸쳐 안쪽을 비벼 올린다.

넓적다리 안쪽의 마사지

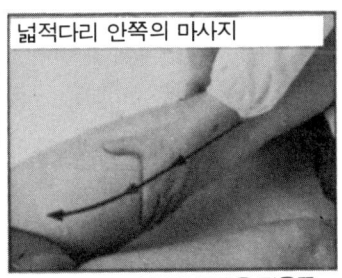

마사지를 받는 사람의 무릎을 같은쪽 손(왼발을 마사지할 때면 오른손)으로 지탱하면서 무릎에서부터 발 뿌리를 향해 비벼 올린다.

증기 타올로 따뜻하게 할 부위

허리선에서 선골(仙骨) 끝(손칭 미저골) 까지를 비닐 봉지에 넣은 증기 타올로 따뜻하게 한다.

브러시를 사용한 마사지

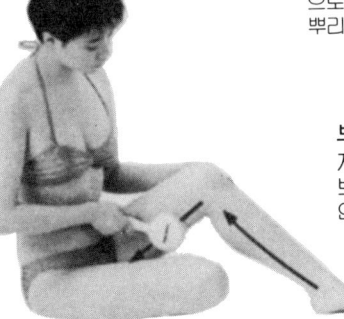

자신이 마사지하는 경우에는 목욕용 브러시로 넓적다리 안쪽이나 장딴지 안쪽을 비벼 올린다.

19 증상별·자율신경 실조증 치료법

초조하다

스트레스가 쌓인다는 현대인이므로 누구나 다소는 초조한 경향이 있다. 그러나 초조한 것이 심해지면 사소한 일에도 지나치게 신경을 쓰고 잠을 자지 못하며, 불안해하고 안정되지 못한 나날을 보내게 된다. 자신의 감정을 조절하지 못하고 그만 아이처럼 보채기도 하고, 부부관계는 부자연스러워진다. 가족 중에 한 사람이라도 이런 사람이 있으면 집안 전체가 어두워진다.

이것을 극복하기 위해서는 기분 전환을 하여 자신을 활기차게 만드는 노력이 필요하다. 그런 다음, 다음과 같은 급소 요법을 시험해 보자. 급소 자극에는 자율신경을 조정하고 초조함을 가라 앉히는 작용이 있다.

등뼈의 반응점을 이쑤시개로 자극한다

잘 피로해지는 사람은 등뼈에 통증 반응점이 나타난다. 엎드리거나 다른 사람에게 등뼈와 등뼈 사이의 오목한 곳을 위에서부터 순서대로 엄지로 눌러 받으면 압통을 느끼는 부위가 있을 것이다. 여기가 초조함의 반응점이다. 보통은 3번과 4번 등뼈 사이에 압통이 나타나는 경우가 많은데, 그 부분을 고무줄로 묶은 이쑤시개로 약간 빨개질 정도까지 계속해서 찌른다. 발등에서부터 중추(中樞)에 작용하여 초조함을 가라앉힐 것이다.

급소 지압으로 고친다

　신정(神庭)……얼굴의 중앙선상으로 머리카락이 나 있는 곳에서 1cm 위. 집게손가락으로 지압한다.

　곡지(曲池)……팔을 직각으로 구부렸을 때 팔꿈치 안쪽에 생기는 주름의 선단. 팔을 구부려 지압을 하면 자극이 잘 통한다.

　노궁(勞宮)……손바닥 중앙에 있는 급소. 초조해지면 곧 여기를 엄지로 지압하면서 천천히 숨을 내쉰다. 2~3회 지압하면 기분이 훨씬 안정되어 간다.

배를 쓰다듬는다

　개나 고양이는 배를 쓸어주면 안심하고 기분 좋아하는데, 이것은 사람도 마찬가지이다. 배를 쓰다듬어 주면 마음이 안정되고 잠이 온다. 자기 전 잠자리에서 그 주위를 손바닥으로 시계 방향으로 쓰다듬는다.

목욕을 한다

　① 양동이나 대야에 42~43도 정도의 더운물을 7~8할 정도 넣고 소금을 한줌 넣는다.

　② 발을 넣고 식으면 더운물을 넣어 5~6분 간 발을 따뜻하게 한다.

　③ 마지막으로 발목에 물을 끼얹고 물기를 잘 닦은 뒤, 크림을 발라두면 잘 식지 않게 된다.

초조해지면 곧 손바닥 중앙을 엄지로 누르면서 천천히 숨을 내뱉는다.

●초조함 제거법●

팔의 급소 찾는 법
곡지(曲池)
팔을 구부렸을 때 생기는 팔꿈치 주름의 선단

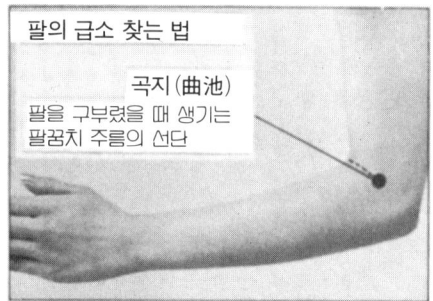

얼굴의 급소 찾는 법
신정(神庭)
얼굴 중앙에서 똑바로 위로 그어 올린 선상에서 머리카락이 난 옆에서 1cm 정도 위

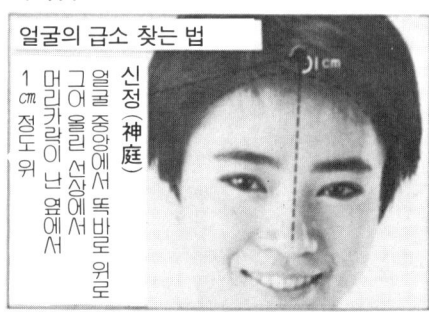

지압법(곡지)
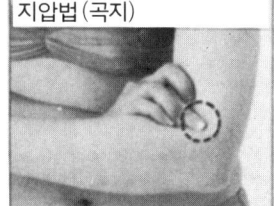
팔을 직각으로 구부리고 반대쪽 손의 가운데손가락으로 누른다.

손바닥 급소 찾는 법
노궁(勞宮)
가운데손가락과 넷째손가락 사이의 아래로, 손바닥의 거의 중앙

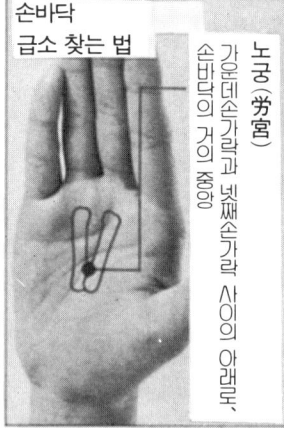

지압법(신정)
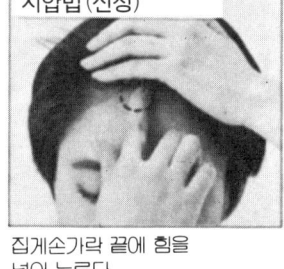
집게손가락 끝에 힘을 넣어 누른다.

통증의 반응점 찾는 법
제7 경추
제1 흉추
제3 흉추
제4 흉추

압통이 나타나기 쉬운 곳

등뼈와 등뼈 사이의 오목한 곳을 엄지로 누르면 압통이 있는 경우가 많다.

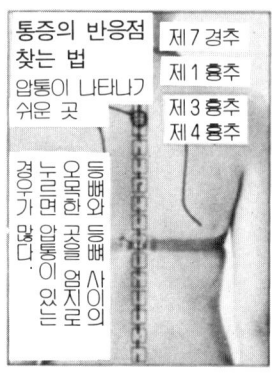

지압법(노궁)
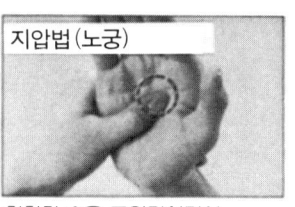
천천히 숨을 들이마시면서 엄지로 누른다.

반응점의 자극법
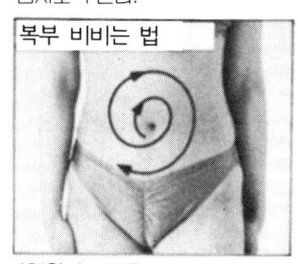(※ 위치 조정)

복부 비비는 법

4개의 손가락으로 배꼽 주위를 시계 방향으로 크게 비빈다.

족욕(足浴)
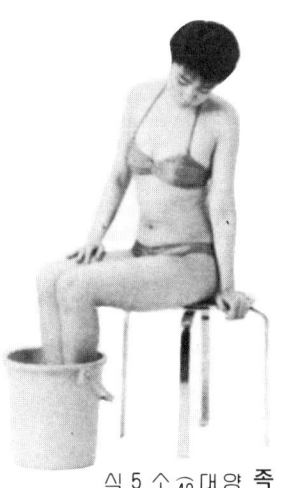
양동이나 솥이 깊은 대야에 뜨거운 물(42~43도)을 붓고 소금을 한줌 넣어 발을 5~6분 담근다. 식으면 물을 바꾼다.

반응점의 자극법
등뼈의 오목한 곳으로 압통이 있는 곳을 다발로 이쑤시개로 찌른다.

20 증상별·자율신경 실조증 치료법

집중력이 없다, 끈기가 없다

　자율신경 실조증에 의한 정신적 증상으로서 초조함과 마찬가지로 많이 나타나는 증상이 울적한 상태이다. 그 어떤 일에도 흥미가 나지 않는다거나 기운이 없다, 우울하다, 외롭다라는 증상이 나타난다. 그 때문에 일에도 의욕이 나지 않고 실수를 저지르기도 하며, 건망증이 심해지기도 한다.
　이럴 때는 대부분 피로하기 쉽고 위장의 상태가 나쁜 등 몸의 컨디션도 좋지 않은 것이다. 따라서 의욕이 없고 끈기도 없는 사람은 우선 몸을 튼튼하게 할 것. 그를 위해서는 균형 있는 식사를 하고 충분한 휴양을 취할 필요가 있다. 적당한 운동을 하여 땀을 흘리는 것도 좋을 것이다. 또한 바깥 바람을 쐬면서 어슬렁어슬렁거리며 산책하는 것만으로도 기분이 좋아질 것이다.
　쇠약해진 기력을 무리하게 짜내지 않아도 몸에 원기를 되찾으면 자연히 기력도 회복될 것이다.
　여기에서는 그 방법으로 몸에 원기를 북돋우는 급소 지압을 소개하겠다.

몸을 기운 있게 하는 급소

천주(天柱)……목의 굵은 근육 양옆으로 머리뼈 바로 아래. 두부의 증상을 담당하는 명혈로, 전신의 기능 조정에도 효과적.

풍지(風池)……천주에서 손가락 폭 1개 정도 바깥쪽. 두부의 혈행을 좋게 하고 두통이나 안정 피로의 회복에 효과가 있다.

간유(肝兪)……견갑골 아래 가장자리에서 손가락 폭 3개 만큼 아래로, 등뼈에서 손가락 폭 2개 만큼 바깥쪽. 간장의 기능을 높이고 신경 쇠약에도 효과가 있다.

신유(腎兪)……늑골 아래 가장자리로 등뼈에서 손가락 폭 2개 만큼 바깥쪽. 선천적인 기력을 담당하는 급소로 기력 회복에 빼놓을 수 없다.

황유(肓兪)……배꼽의 양쪽 1cm 되는 곳. 신경질적인 사람은 여기를 만지면 박동을 느낄 수 있을 것이다. 과로를 해소하고 체력 회복에도 효과가 있다. 양손의 집게손가락으로 지압한다.

중완(中脘)……급소와 배꼽의 중앙. 내장의 작용을 조정한다.

발의 삼리(三里)……무릎에서 발가락 폭 4개 만큼 아래로, 경골(脛骨)의 바깥쪽 오목한 곳. 전신의 기능을 조정하고 장수(長壽)의 급소라고도 일컬어진다. 내장의 작용을 높이고 신경을 가라앉히는 작용도 있으며, 몸을 건강하게 하는 기본적인 급소이다.

태계(太谿)……안쪽 복사뼈와 아킬레스건 사이. 초조함을 가라앉히고 신유와 마찬가지로 선천적인 원기를 돕는 급소이다.

등의 급소는 다른 사람에게 지압해 받는다. 그밖의 급소는 자신이 3~5회 지압한다. 또는 뜨겁지 않은 뜸을 해도 효과적이다. 이렇게 해서 전신의 기능을 높여가면 자연히 원기가 나오고 집중력과 기력도 회복된다.

쇠약해진 기력을 짜내는 것 보다는 몸의 피로를 해소하고 마음을 안정시키는 지압을 한다.

●집중력과 끈기를 되찾는 법●

지압법 (천주)

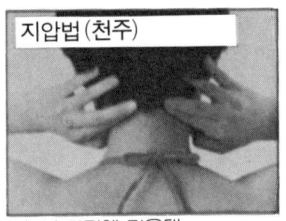

집게손가락에 가운데 손가락을 겹쳐 좌우의 급소를 동시에 누른다. 또는 풍지와 같이 누르는 법도 좋다.

지압법 (풍지)

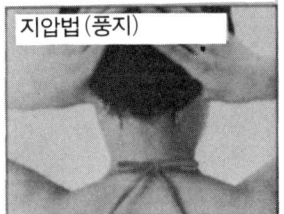

엄지를 제외한 4개의 손가락으로 후두부를 지탱하면서 엄지의 배로 좌우의 급소를 동시에 누른다.

머리의 급소 찾는 법

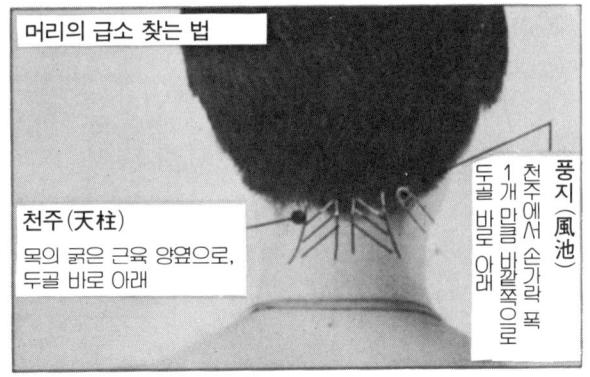

천주(天柱) 목의 굵은 근육 양옆으로, 두골 바로 아래

풍지(風池) 천주에서 손가락 폭 1개 만큼 바깥쪽으로 두골 바로 아래

발의 급소 찾는 법

발의 삼리(三里) 무릎에서 손가락 폭 4개 만큼 아래로, 경골 바깥쪽의 오목한 곳

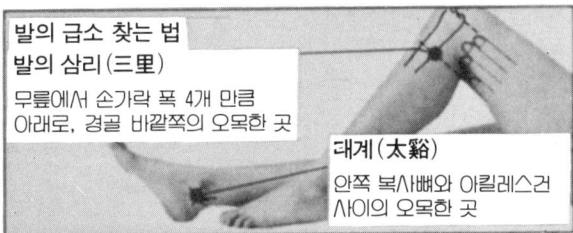

대계(太谿) 안쪽 복사뼈와 아킬레스건 사이의 오목한 곳

배의 급소 찾는 법

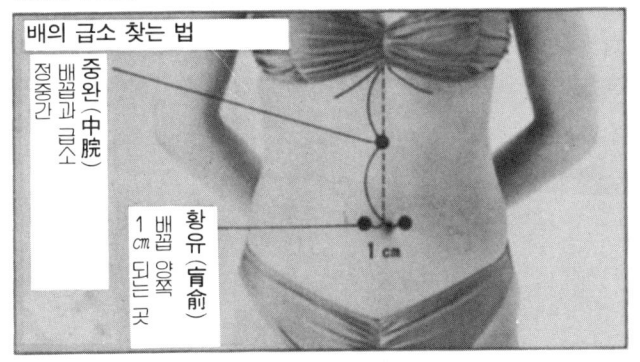

중완(中脘) 배꼽과 급소 정중간

황유(肓俞) 배꼽 양쪽 1㎝ 되는 곳

등의 급소 찾는 법

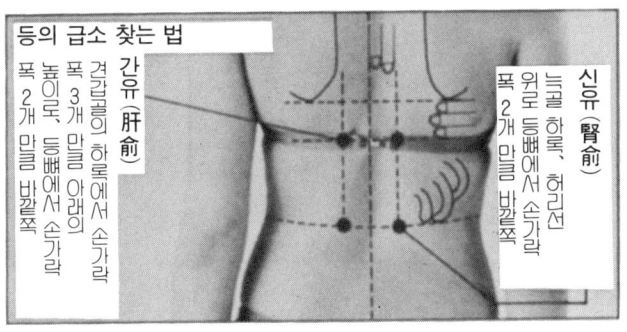

간유(肝俞) 견갑골의 하단에서 손가락 폭 3개 만큼 아래로, 등뼈에서 손가락 폭 2개 만큼 바깥쪽

신유(腎俞) 늑골 하록, 허리선 위로 등뼈에서 손가락 폭 2개 만큼 바깥쪽

지압법 (중완)

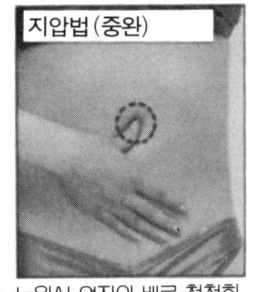

누워서 엄지의 배로 천천히 누른다.

지압법 (황유)

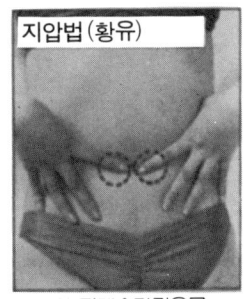

양손의 집게손가락으로 좌우의 급소를 동시에 누른다.

21 증상별·자율신경 실조증 치료법

생리통, 생리불순으로 고민하고 있다

생리할 때는 누구나 다소의 불쾌감은 있다. 그러나 일을 쉬거나 누워있어야 할 정도로 통증이 있으면 일상 생활에도 지장을 초래한다.

생리통에는 자궁근종이나 강도의 자궁후굴에 의한 것도 있으나 대부분은 자궁이 수축될 때 생기는 기능적인 통증이다. 사춘기에는 다분히 정신적인 영향으로 통증을 느끼는 경우가 있다. 그러나 중년 이후의 생리통은 자율신경 실조증과 관계되어 있는 경우가 적지 않다. 여성의 생리는 호르몬 작용으로 컨트롤되고 자율신경의 작용이 흐트러지면 호르몬의 밸런스도 깨져 생리통이나 생리불순 등이 나타나는 것이다.

통증을 멈추려고 항상 복용약을 쓰고 있는 사람도 있으나 통증을 자연스럽게 완화시키기 위해서는 급소 요법이 효과적이다. 허리나 발을 따뜻히 하고 복부의 혈행을 좋게 한 뒤 급소 지압을 실시하기 바란다.

허리를 따뜻하게 하여 치료한다

배꼽 아래에서 하복부 전체로 웨스트에서 미저골까지의 등을 증기

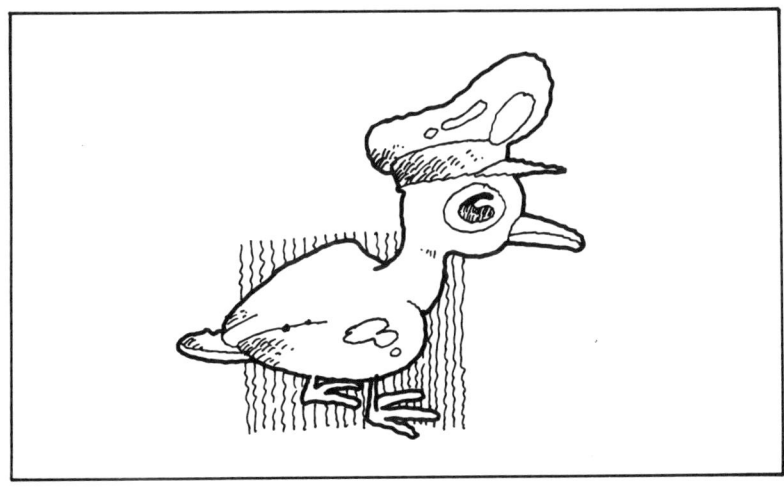

타올로 15~20분 따뜻하게 한다. 복부의 혈행을 좋게 하는 것과 함께 통증도 경감될 것이다.

족욕을 하여 발을 충분히 따뜻하게 하는 것도 좋을 것이다. 그래도 통증이 심할 때는 지압을 한다.

발의 급소 지압

발의 상내정(上內庭)과 중봉(中封)을 집게손가락으로 꽉 누르고 압통이 있는 쪽을 지압한다.

상내정(上內庭)······집게발가락과 셋째발가락의 뿌리 사이에 있는 것이 내정(內庭)이라는 급소이다. 여기에서 조금 위에 있는 것이 상내정으로, 누르면 심한 통증이 있다. 아픈 것을 참고 집게손가락으로 3초씩 3회 정도 누른다. 시판되고 있는 간이뜸을 5~7장 떠도 좋을 것이다. 생리할 때에 일어나는 구역질을 막는 데 효과가 있다.

중봉(中封)······안쪽 복사뼈에서 손가락 폭 1개 만큼 앞쪽의 오목한 곳에 있다. 상내정에 압통을 느끼지 않을 경우는 중봉에 압통이 생길 것이다. 압통이 있는 사람은 엄지로 지압한다.

허리의 지압

엎드려서 선골(仙骨)에서부터 엄지 폭 1개 만큼의 바깥쪽 되는 곳을 위에서부터 순서대로 지압해 받는다. 여기는 골반장기(骨盤臟器)와 관계 깊은 급소가 나란히 있는 곳이다.

발의 냉증을 예방하는 방법

발 허리의 냉증도 생리통을 일으키는 원인이다. 스타킹 위에서 발을 한지로 싸고 그 위에 양말을 신으면 냉증을 방지할 수 있다.

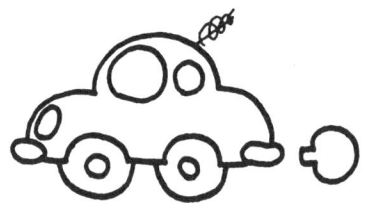

둘째발가락과 셋째발가락 뿌리나, 안쪽 복사뼈 앞에 압통이 있는 쪽을 누른다.

●생리통을 완화시키는 법●

지압을 할 허리 부위

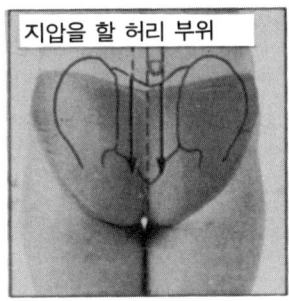

선골(등뼈가 이어지는 곳으로 미저골까지)에서 엄지손가락 1개 만큼 바깥쪽 위에서 순서대로 눌러간다.

따뜻하게 할 부위 (복부)

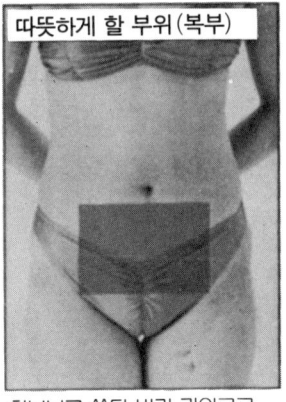

하복부를 쓰다 버린 카이로로 따뜻하게 한다.

따뜻하게 할 부위 (등쪽)

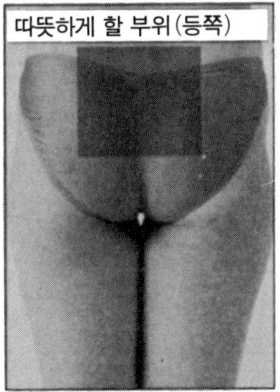

선골을 중심으로 허리에서 미저골까지를 쓰다 버린 카이로로 따뜻하게 한다.

허리의 지압

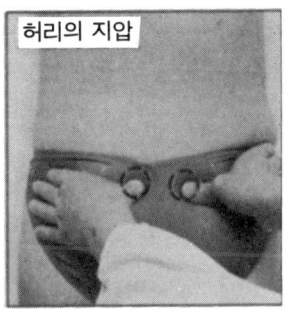

지압하는 사람은 지압 받는 사람옆에 앉아 체중을 실으면서 엄지로 위에서부터 순서대로 눌러간다.

발의 급소 찾는 법

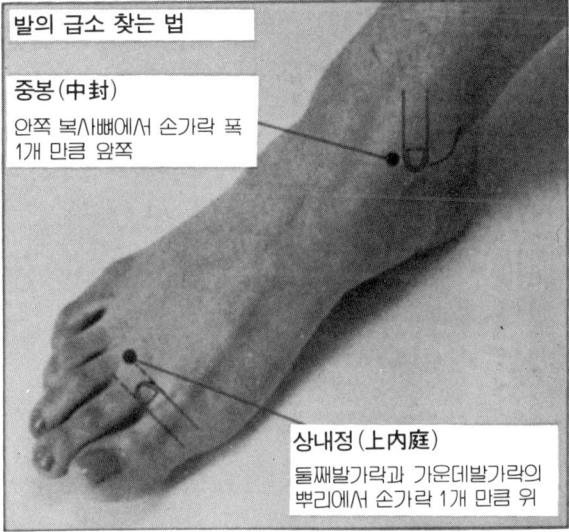

중봉(中封) — 안쪽 복사뼈에서 손가락 폭 1개 만큼 앞쪽

상내정(上內庭) — 둘째발가락과 가운데발가락의 뿌리에서 손가락 1개 만큼 위

한지로 발의 냉함을 막는다

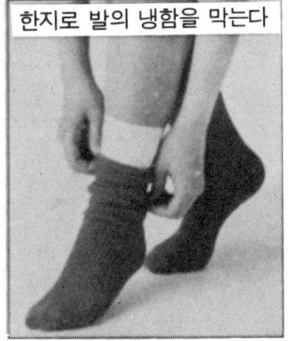

스타킹 위에서 한지 또는 신문지로 발을 감싸고 그 위에 양말을 신으면 냉증을 막을 수 있다.

지압법 (상내정)

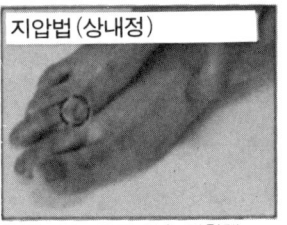

집게손가락으로 다소 강하게 누른다.

지압법 (중봉)

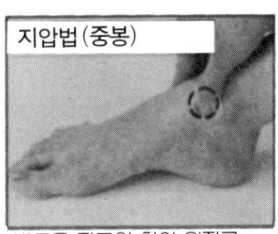

발목을 잡듯이 하여 엄지로 누른다.

1. 체질을 근본적으로 개선하는 일상생활의 연구

호흡법

놀라거나 긴장하면 순간적으로 호흡이 빨라지기도 하고 얕아지기도 한다. 반대로 심호흡을 하면 자연히 마음이 안정되어 간다. 깊고 천천히 호흡을 하는 것은 자율신경의 작용을 조정하고 신경을 가라앉히는 효과가 있는 것이다. 좌선(座禪) 중인 스님의 호흡수는 1분에 4~5회라고 일컬어지며, 느린 호흡을 훈련하면 고혈압이 개선된다는 것도 확인되고 있다. 그러므로 자율신경 실조증인 사람이 꼭 기억해 두어야 할 것은 복식호흡이다.

횡격막(橫隔膜)을 사용하여 크게 호흡하는 이 복식 호흡은 호흡법의 기본이다. 취침 전이나 일상 중에 복식 호흡을 하여 자율신경의 조정을 기하자.

누워서 실시하는 호흡법
① 누워서 전신의 힘을 빼고 가볍게 무릎을 세운다. 이것이 기본 자세이다.
② 배 위에 두 손을 끼거나 두꺼운 책을 얹어 호흡과 함께 배가 아래 위로 움직이는 것을 확인한다.
③ 배를 불룩하게 한다는 느낌으로 숨을 크게 들이마신다.
④ 배를 홀쭉하게 하면서 천천히 입으로 숨을 내뱉는다. 빨아 들일 때에 비에 배(倍)가 되는 시간을 들여 내뱉는 것이 요령이다.

앉아서 실시하는 호흡법

① 책상다리를 하고 앉아서 손은 발이 교차되는 곳에 가볍게 둔다.
② 등을 쭉 편 채로 천천히 배를 불룩하게 하면서 코로 숨을 들이마신다.
③ 이번에는 몸을 구부리면서 천천히 입으로 토해낸다.
모두 1번에 10회 정도.

요가 호흡법 A(편안한 포즈)

① 목욕 타올을 2장 종(縱)으로 길게 접어 그 위에 6번 접은 타올을 2장 겹쳐 등에 댄다.
② 누워서 발을 허리폭으로 벌리고 턱을 당기며 몸 전체를 바닥에 붙인다.
③ 가볍게 눈을 감고 릴렉스할 때까지 천천히 호흡한다.

요가 호흡법B(반가부좌의 호흡법)

① 넷으로 접은 타올 3장을 엉덩이 아래에 깔고, 한쪽 발을 넓적다리 위에 얹은 채로 반가부좌의 자세를 취한다. 괴로우면 책상다리를 해도 상관없다. 등 근육을 펴고 가슴을 벌린다.
② 그대로의 자세에서 손바닥을 위로 향해 양쪽 무릎에 놓고 눈을 감고 머리를 숙인 다음, 천천히 크게 호흡을 한다.
모두 단전(丹田 ; 배꼽 아래 3cm)에 의식을 집중하기 위해 노력하고, 상반신 가득히 숨을 주입하듯이 빨아들인다. 그리고 등과 가슴이 닿을 정도로 숨을 가늘고 길게 내뱉는다.

상반신 가득히 주입하듯이 숨을 빨아들이고 배(倍)의 시간을 들여 숨을 천천히 토한다.

●복식 호흡을 바르게 하는 법●

누워서 행하는 호흡법

배꼽 위에 손을 대고 배를 불룩하게 하면서 숨을 빨아들이고 크고 천천히 숨을 내뱉는다.

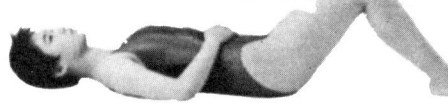

앉아서 실시하는 호흡법

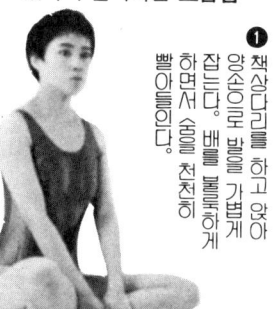

❶ 책상다리를 하고 앉아 양손으로 발을 가볍게 잡는다. 배를 볼록하게 하면서 숨을 천천히 빨아들인다.

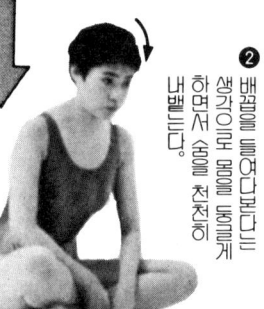

❷ 배꼽을 들여다본다는 생각으로 몸을 둥그렇게 하면서 숨을 천천히 내뱉는다.

요가 호흡법 A (편안한 자세)

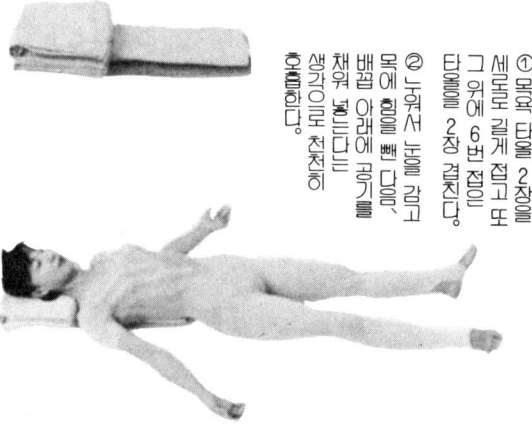

① 목욕 타올 2장을 세로로 길게 접고 또 그 위에 6번 접은 타올을 2장 겹친다.
② 누워서 눈을 감고 목에 힘을 빼 다음, 배꼽 아래에 공기를 채워 넣는다는 생각으로 천천히 호흡한다.

요가 호흡법 B (반가부좌 호흡법)

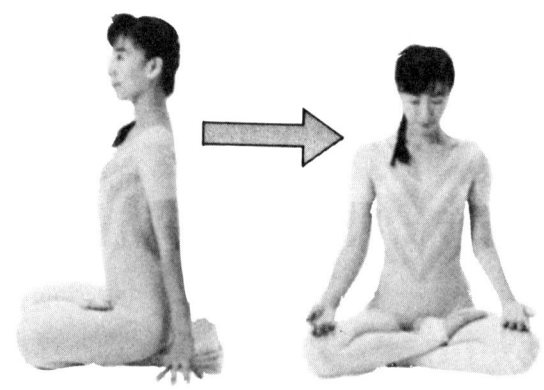

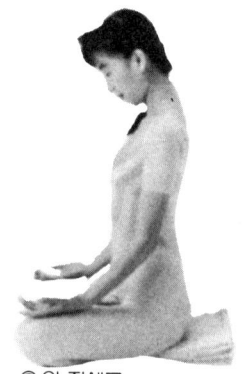

① 넷으로 접은 타올을 3장 정도 엉덩이 아래에 깔고 등 근육을 편 다음. 반가부좌(半跏趺坐)의 자세(한쪽 발바닥을 위로 하고 다른쪽 발 위에 얹는 자세)를 취한다. 무리가 되면 책상다리를 한 자세라도 좋다.

② 등 근육을 편 채로 가슴을 본다는 생각으로 숙이고 몸 가득히 공기를 채워 넣는다는 생각으로 천천히 숨을 빨아 들인다. 이어 가슴과 등을 당겨 붙이는 느낌으로 천천히 숨을 내뱉는다.

②의 자세를 옆에서 본 것

2 체질을 근본적으로 개선하는 일상생활의 연구

지압, 마사지

지압을 잘하는 기본은 일정한 리듬으로 지압을 한다는 것이다. 누르는 힘이 언제나 안정되어 있을 것, 그리고 지압을 하는 사람과 받는 사람의 호흡이 일치해야 한다는 것, 3가지 점이다.

등의 급소는 이렇게 지압한다

① 지압을 받는 사람은 엎드리고, 지압하는 사람은 그 왼쪽에 위치한다.

② 지압을 하는 사람은 정좌(正座)나 무릎과 발 끝을 세우고 앉는다. 지압을 하는데는 안정된 자세를 취하는 것이 기본.

③ 엄지를 제외한 4개의 손가락으로 지탱하고, 엄지를 좌우의 급소에 댄다.

④ 지압을 하는 사람은 엄지의 배 끝에 체중을 실어 숨을 내쉬면서 급소를 누른다.

1, 2, 3이라고 세면서 천천히 급소를 누르고, 4에서 숨을 빨아들이는 동시에 손가락의 힘을 뺀다. 이때 일정한 힘으로 계속해서 누르는 것이 지압의 자극을 잘 침투시키는 요령이다. 손가락 끝의 힘만으로 누르면 피로할 뿐만 아니라 힘도 일정치가 않다. 누르는 힘은 2~3kg 정도로 한다. 가정용 헬스미터로 어느 정도의 힘인지 기억해 두자.

⑤ 지압을 받는 사람은 눌릴 때 휴, 하고 숨을 내뱉고, 힘을 뺄 때는

숨을 빨아들이도록 한다. 이 리듬이 맞으면 지압이 기분좋게 될 것이다.

손발의 급소나 복부의 급소는 자신이 누를 때도 기본은 이와 같다. 숨을 내뱉으면서 3초 정도 급소를 누르고, 숨을 빨아들이면서 힘을 뺀다. 1군데의 급소에 3~5회 지압하는 것이 기준이다.

마사지의 기본과 요령

마사지에는 엄지의 배로 눌러 주무르는 모지유법(母指揉法)과 손바닥으로 압박하면서 환부를 쓸어주는 경찰법(輕擦法)이 있다. 일반적으로 체력이 없는 사람이나 가벼운 자극을 줄 경우에는 경찰법을, 조금 강한 자극을 원할 때는 모지유법을 이용한다. 다른 사람의 등을 마사지할 때의 기본적인 자세는 다른 모든 지압을 할 때와 마찬가지이다.

경찰법(輕擦法)

등이나 넓적다리 등 넓은 범위를 마사지할 때는 손바닥 전체를 사용하기도 하고 밀착시켜 가볍게 압박하면서 지시된 방향으로 피부를 문지른다. 이 방법은 특히 혈행을 촉진시키는 데 효과적이다.

모지유법(母指揉法)

엄지의 배를 마사지할 부분에 대고, 작게 원을 그리며 눌러 주무르면서 순서대로 마사지한다.

근육의 결림을 풀어 주기도 하고 위장 장해를 개선하는 데도 효과적이다. 어떤 방법이나 기분 좋을 정도의 강도로 20분 정도 실시한다.

숨을 내뱉으며 1, 2, 3이라고 세면서 급소를 누르고, 4에서 숨을 빨아들이며 힘을 빼는 것이 기본.

● 효과를 높이는 지압, 마사지의 기본과 요령 ●

손바닥으로 만지는 마사지

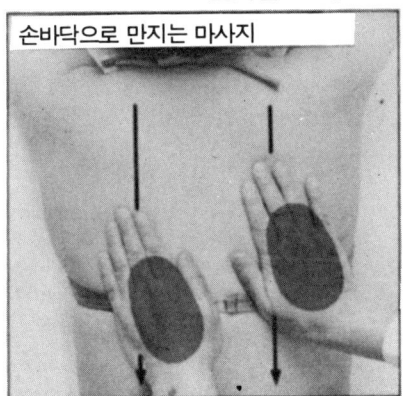

손바닥 전체를 피부에 딱 붙이고 위에서 아래로 비빈다.

근육을 크게 잡는 마사지

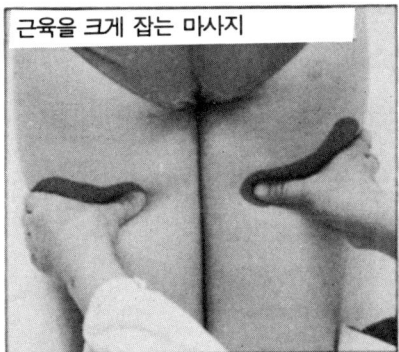

① 넓적다리의 근육을 위에서 누르면서 크게 잡는다.

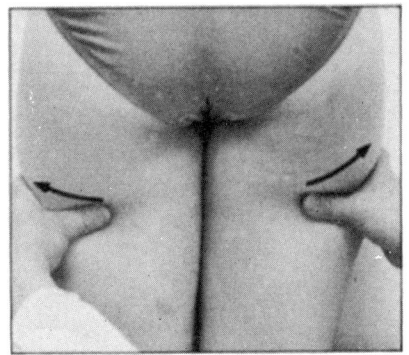

② 그대로 손을 바깥쪽으로 빗긴다.

지압, 마사지를 행하는 자세

지압이나 마사지를 행하는 사람은 마사지를 받는 사람의 왼쪽에 앉는 것이 기본

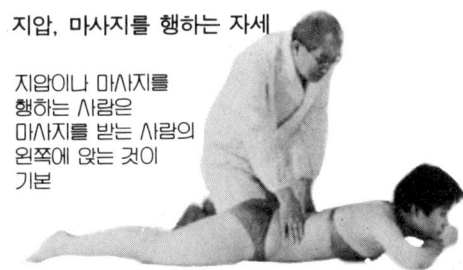

지압법

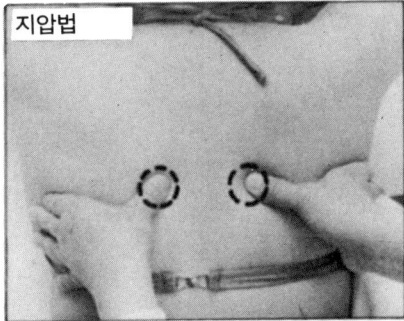

엄지에 체중을 실는다는 기분으로 2~3kg의 힘으로 누른다.

수근부(手根部)를 사용하는 마사지

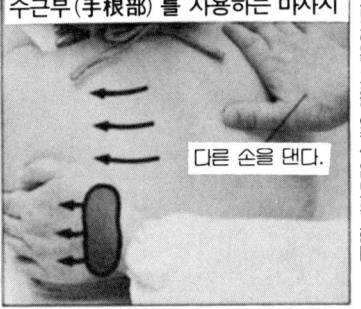

다른 손을 댄다.

마사지를 실시할 부위에 수근부를 대고 바깥쪽으로 빗기면서 눌러 주무른다. 한쪽 손에 힘을 붙인 다음 지탱하는 걸 잊지 않도록 한다.

엄지를 사용한 마사지

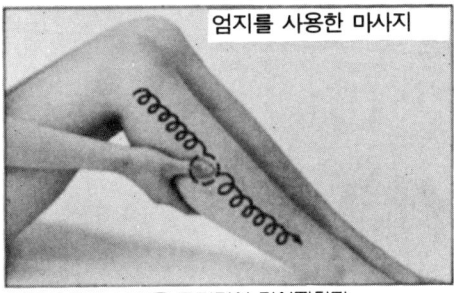

엄지로 작게 나선을 그리면서 마사지한다.

체질을 근본적으로 개선하는 일상생활의 연구

한방약

한방약은 하나의 증상만을 표적으로 삼는 것이 아니라 그 사람의 전신 상태(全身狀態)를 조정하면서 병을 고쳐가는 방법이다. 따라서 원인이 같으면 복수(複數)의 증상이 한 번에 치료되는 경우도 적지 않다. 자율신경 실조증처럼 일상적으로 여러 가지 증상이 나타나는 상태는 한방약의 가장 독특한 면이다. 자신의 증상과 체질에 맞는 한방약을 선택하여 2주 간 정도 복용한다. 몸의 상태와 약이 일치되면 효과가 발휘된다.

가미소요산(加味消遙散)

체력이 약하여(한방에서 말하는 허증), 여러 가지 증상이 차례로 나타나는 사람, 잠을 잘 자지 못하거나 잘 피로해지며, 몸이 달아오르고 추위도 땀이 나기도 하며 오후가 되면 열이 나는 타입의 사람에게 맞는다. 심신 모두 피폐가 심한 사람에게 적합하다.

당귀작약산(當歸芍藥散)

체력이 없고 빈혈 기미가 있으며, 안색이 나쁘고 가벼운 현기증이 있는 사람, 소수(小水)가 가깝고 손발이 냉한 사람에게 적합하다. 냉증에 의한 불임(不姙)이나 우울에도 효과가 있다.

반하후박탕(半夏厚朴湯)

기(氣)의 돌이를 좋게 하는 처방으로, 환경 변화로 스트레스를 받기 쉬운 사람, 기침을 자극하는 사람에게 적합하다. 체력은 보통에서 다소 약한 사람에게 맞는다.

영계출감탕(苓桂朮甘湯)

저혈압 기미로 현기증이나 가벼운 빈혈이 있고, 야간 빈뇨(頻尿)인 사람, 특히 수분의 돌기가 나쁘고 누워 위(胃)를 두드리면 소리가 나는 사람(위가 긴장된 사람)에게 적합하다.

소시호탕(小柴胡湯)

체력은 중간 정도에서 다소 흉협고만(胸脇苦満)이라고 해서 급소에서 협복(脇腹)이 딱딱하고 당기는 사람에게 적당하다. 식욕부진이나 혀를 보면 흰 것이 끼어 있고 입이 끈적끈적하여 괴로운 사람에게

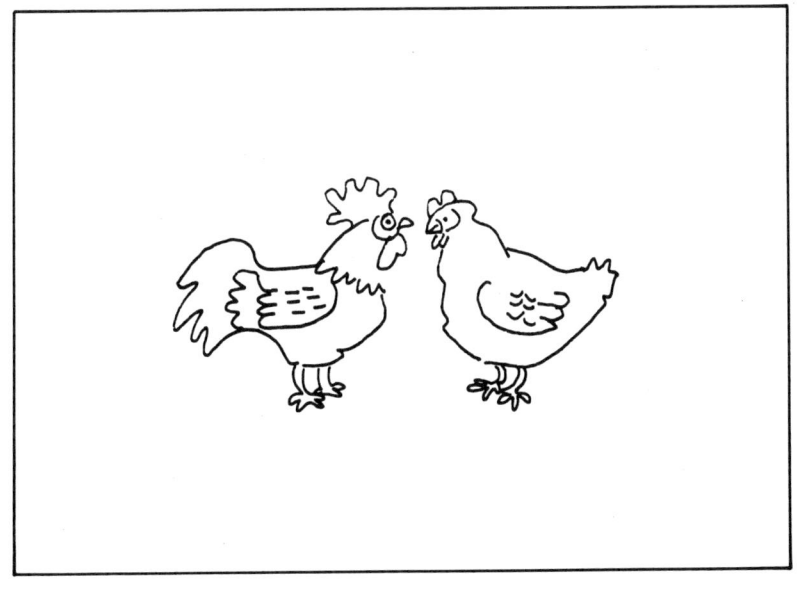

적합하다.

황련해독탕(黃連解毒湯)
체력은 있는 편(실증 ; 實證)으로 얼굴이 붉고 위장이 약하며, 현기증이 있고 자주 달아오르는 사람에게 적합. 간장의 작용을 돕고 숙취에도 효과적.

진무탕(眞武湯)
냉증으로 구름 위에 있는 듯한 현기증을 일으키는 사람, 배에 힘이 없고 손으로 누르면 손이 등뼈에 붙을 듯한 느낌이 있는 사람에게 적합하다.

계지가룡골모려탕(桂枝加龍骨牧蠣湯)
발이 냉한데 부분적으로 달아 오르고 급소와 배꼽 주변에 동계(動悸)가 있는 사람, 마음이 불안하고 불면, 노이로제 기미가 있는 사람에게 사용된다.

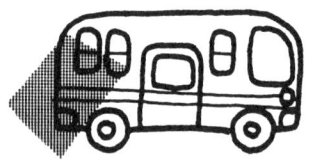

모든 증상이 일상적으로 나타나는 자율신경 실조증인 상태일 때는 한방약이 효과가 있다.

4. 체질을 근본적으로 개선하는 일상생활의 연구

비타민

　자율신경 실조증의 개선을 위해서는 평소의 생활을 규칙적으로 하는 것이 중요하다.
　특히 불규칙한 식생활은 그 자체가 자율신경의 작용을 어지럽히는 원인이 된다. 자율신경 실조증으로 걱정하는 사람은 우선 바른 식생활을 갖는 것을 명심하고 앞으로 소개할 비타민 섭취법을 연구한다.

냉증에 효과가 있는 비타민 E
　자율신경 실조증으로 일으나기 쉬운 증상 가운데 하나에 냉증이 있다. 여름에도 발이 차다, 허리가 냉수를 끼얹은 것처럼 차다고 호소하는 여성을 많이 볼 수 있다. 이런 사람들은 손발 등 몸의 말단의 혈행이 나쁘기 때문이다.
　이런 증상에 효과가 있는 것이 비타민 E이다. 비타민 E는 혈관을 넓혀 말초부의 혈행을 개선하고 냉증을 고치는 작용이 있다. 또 비타민 E는 자율신경을 컨트롤하는 뇌의 중추와도 깊은 관계가 있다고 일컬어지고 있다. 그 메카니즘은 아직 충분히 해명되어 있지 않지만 호르몬의 분비를 조정하여 간접적으로 자율신경에도 영향을 준다고 생각할 수 있다.

신경의 에네르기를 만드는 비타민 B_2

자율신경을 비롯한 신경은 당질(糖質)을 에네르기원으로 하여 생명 활동을 영위하고 있다. 체내에서 이 당질을 에네르기로 전환하는 데 도움을 주고 있는 것이 비타민B_1이다. 현대인은 당질을 듬뿍 섭취하고 있는데, 비타민B_1 섭취가 되기 때문에 피로해지기 쉽고, 집중력이 떨어지는 등 비타민B_1 부족에 의한 에네르기 부족의 증상을 나타내는 사람이 적지 않다.

비타민B_1의 소요량(필요량)은 1일 1mg이라고 하는데, 자율신경 실조증인 사람은 식사 뿐만이 아니라 비타민제를 이용하여 1일 25~75mg 정도의 B_1을 섭취한다. 다소 많아도 부작용의 염려는 없다.

양질의 단백질도 듬뿍 섭취한다

기립성(起立性) 저혈압, 속칭 일어날 때 현기증이 일어나는 것도 자율신경 실조증인 사람에게 많은 증상이다. 이것은 자세의 교환 등이 필요한 혈액량이 변하면 순간적으로 뇌로 가는 혈액이 부족하기 때문에 일어나는데, 그 배경에는 근육 등에 예비로 비축되어 있어야 할 혈액의 부족이 감추어져 있다. 근육이 늘어나면 비축되는 혈액의 양도 많아지고 그것이 동원되기 때문에 혈액이 뇌에 가기 쉬워지는 것이다. 평소부터 단백질을 충분히 섭취하고 운동을 하여 근육을 만들자.

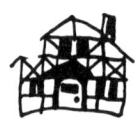

특히 섭취해야 하는 것이 비타민B_2. 냉증인 사람은 비타민 E를 듬뿍 섭취한다.

체질을 근본적으로 개선하는 일상생활의 연구

약선(藥膳 ; 여성의 자율신경 실조증에는)

 자율신경 실조증은 사춘기에서부터 노년기에 이르기까지 남녀노소를 막론하고 나타난다. 그러나 특히 여성의 경우에는 40대 후반 무렵부터 호르몬의 분비가 변동되기 때문에 자율신경의 작용도 불안정해진다. 그 결과, 나타나는 것이 소위 갱년기 장해이다.
 이런 갱년기의 치료식(治療食)으로 옛날부터 중국에서 전해지는 '약선(藥膳)'이라고 불리우는 독특한 요리를 소개해 보겠다. 이것은 한방약에 쓰이는 생약을 기초로 한 의식(醫食)동원의 건강식이다. 증상에 맞추어 1일 1식을 한다. 재료에 있는 생약은 한방약 취급점에서 입수한다.

갱년기에 나타나는 증상에 효과가 있는 약선
 신경을 가라앉히고 위장 작용을 좋게 하는 생약을 사용한다.

감초, 밀가루 대추의 죽
 ① 냄비에 물 500cc와 대추를 넣고 강한 불로 한번 끓인 다음, 중간 불로 20분 끓인다.
 ② 감초는 가루를 내거나 거즈로 싸서 5분 정도 액(液)을 사용해도

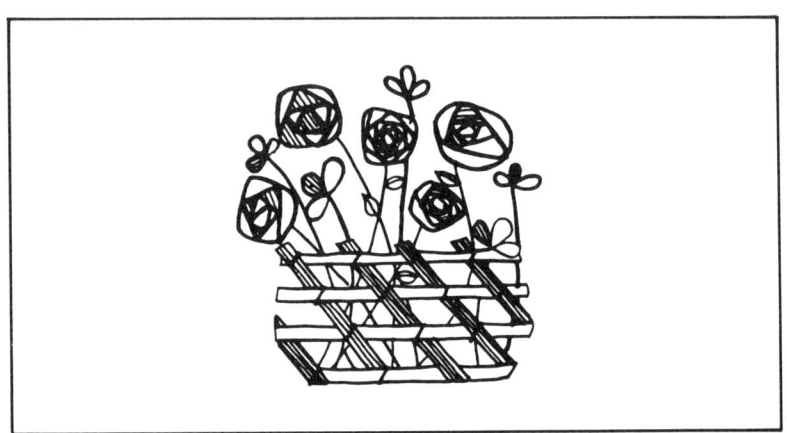

좋다.

　③ 박력분은 냉수로 걸죽한 상태로 만들어 둔다.
　④ ①의 냄비에 ②를 넣고 잘 저으면서 중간 불로 5분 간 끓인다.
　⑤ ④의 냄비에 ③을 넣고, 3분 정도 끓인다. 기호에 따라 설탕을 넣어도 좋다.
　3개월을 기준으로 계속하기 바란다.

냉증에 효과가 있는 약선(藥膳)
　몸을 따뜻하게 하는 성질의 음식이나 생약을 이용한다. 여기에서는 당귀(當歸)와 소고기 메뉴를 소개하겠지만, 이외에도 마늘, 양파, 생강, 과일로는 석류, 버찌, 살구 등이 몸을 따뜻하게 하는 작용을 갖고 있다. 반대로 밭채소의 샐러드나 오이, 감, 배는 몸을 차게 하므로 삼가하거나 불에 익혀 먹자.

당귀와 소고기 끓인 것(당귀우육 : 當歸牛肉)
　① 속이 깊은 냄비에 소고기 덩어리와 당귀 물을 붓고 물이 없어지면 조금 더 넣으면서 중간 불로 3시간 정도 끓인다(압력솥에서는

45분).

② 당근은 잘라 데친다. 소송엽은 살짝 데쳐 3cm 폭으로 잘라 참기름으로 살짝 볶는다.

③ 소송엽을 냄비에 넣고 참기름을 조금 넣은 다음, 양파와 생강 다진 것을 넣고 향을 내어 끓인다.

④ ①의 소고기를 2cm 크기로 잘라 ②의 냄비에 넣고 조미료를 넣어 강한 불로 한번 끓인 다음, 물을 넣어 불에서 내리기 직전에 참기름을 넣는다.

⑤ 그릇에 소송엽과 ④를 담고 당근으로 장식한다.

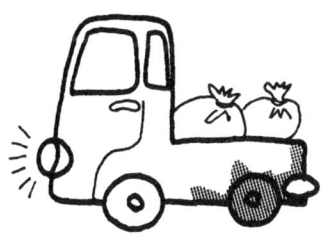

냉증이 있는 사람은 가지, 감, 배 등 몸을 차게 하는 작용이 있는 식품은 삼가한다.

6 체질을 근본적으로 개선하는 일상생활의 연구

약선(藥膳 ; 변비, 설사, 피로, 나른함에는)

변비에 효과가 있는 약선

그 옛날 후한의 명의(名醫)라고 일컬어지던 장중경은 돼지의 지방을 환자의 음식으로 먹여 장을 원활하게 해서 변비를 치료했다고 한다. 이 생각은 약선에도 남아 있다.

시금치를 넣은 죽

① 냄비에 돼지 등뼈와 거즈로 싼 육종용 물 5 l 를 넣고 강한 불에 한번 끓으면 건져내고 약한 불에 2~5시간 끓인다.

② 시금치는 데쳐서 잘라 둔다.

③ 다른 냄비에 ①의 스프 400cc와 쌀을 넣고 강한 불로 한번 끓인 다음, 약한 불로 20분 끓인다(압력 냄비를 사용해도 좋다).

④ 시금치를 넣어 강한 불로 한번 끓으면 불을 죽이고 뚜껑을 덮은 채로 5분 동안 둔다.

이 요리는 아침 식사로 먹는다.

설사에 효과가 있는 약선(藥膳)

자율신경 실조증에 많은 과민성 대장은 종종 만성 설사를 일으킨다. 약선으로는 몸을 따뜻하게 하고 변을 건조시켜 주는 작용이 있는 재료를 배합한다.

4종류의 생약이 든 죽
① 재료인 인삼(人蔘), 복령(茯苓), 결실(芡實), 백편두(白扁豆)는 30일 정도를 모아 믹서에 갈아 각각 다른 병에 보관해 둔다. 백편두 이외에는 분말상의 것을 구입해도 좋다.
② 각 생약을 1회분 씩 꺼내 냉수로 만다.
③ 냄비에 물 500cc와 쌀을 넣어 강한 불로 한 번 끓인 다음, ②를 가해 잘 저어 약한 불로 20분 끓이고 또 다시 강한 불로 한번 끓인 후에 불을 끄고 5분 정도 둔다.
적어도 3개월은 계속 섭취한다.

피로, 나른함에 효과가 있는 약선
'혈기왕성'이라는 말에 있는 혈기를 보충하여 몸을 건강하게 하는 약선이다.

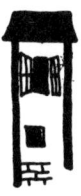

'선약'이란 중국 전통 영약학의 뛰어난 지혜. 맛있고 간단하며 실제로 좋은 효과가 있다.

체질을 근본적으로 개선하는 일상생활의 연구

요 가

요가는 독특한 호흡법과 포즈로 몸의 구석구석까지 신선한 혈액을 보내 기능을 정비하는 건강법이다. 특히 자율신경의 작용을 조정하는 효과가 있으므로 자율신경 실조증인 사람은 하루에 1~2회 자신에게 적합한 포즈를 실행해 보자. 간단한 포즈이므로 누구나 할 수 있다.

피로를 푸는 '산(山) 포즈'

등 근육을 펴고 가슴을 충분히 벌려 신선한 산소를 몸 전체로 보내는 것이 요가의 기본이다. 이 포즈는 피로, 요통, 어깨 결림에 효과가 있다.

① 정좌(正座)한 채로 가슴 앞에서 손바닥을 아래로 향하여 손을 낀다.

② 숨을 내뱉으면서 낀 손을 위로 향해 뒤집고 단전(丹田)에서 머리 위로 똑바로 뻗는다. 등근육과 옆구리, 팔꿈치를 충분히 펴는 것이 요령이다. 1회 1~2분이 기준이다.

요통, 어깨 결림에 효과가 있는 '쟁기 포즈'

등뼈는 머리의 무게로 항상 압박되고 있기 때문에 나이와 함께 등뼈도 딱딱해지고 휘어간다. 이 포즈는 딱딱해진 등뼈를 펴고 등을 달리는 자율신경의 작용을 정비하여 경추(頸椎)의 휨을 제거해 준다. 특히 젊음을 되찾는데 효과적이다.

① 어깨가 바닥에 닿는 부분에 밤새 등을 깔고 눕는다. 머리 뒤에는 적당한 높이의 대를 준비한다.

② 숨을 내뱉으면서 발을 수직으로 세운다.

③ 빨아들인 숨을 내뱉으면서 엉덩이를 들어올리고 허리에 댄 손으로 몸을 지탱한다.

④ 다시 빨아들인 숨을 내뱉으면서 발 끝을 머리 끝에 둔 대에 붙인다. 대의 높이는 몸의 유연성에 따라 조절하자. 상체와 몸을 수직으로 유지하고 등과 발을 충분히 뻗는 것이 요령이다. 1~3분을 기준으로 한다.

호르몬 분비를 조정하는 '물고기 포즈'

가슴과 턱을 크게 젖혀 등과 목의 신경을 자극하여 호르몬의 분비를 정비한다. 비만 해소에도 효과적이다.

얼핏 보면 어려운 것같지만 자신이 해보면 의외로 쉬운 포즈이다.

① 두 발을 모으고 눕는다. 팔꿈치는 몸 옆구리에 붙이듯이 하여 바닥에 세운다.

② 크게 숨을 빨아들이고 천천히 숨을 내뿜으면서 팔꿈치를 바닥에 붙이듯이 하여 가슴을 들어올리고 등을 젖혀 두정부(頭頂部)를 바닥에 붙인다.

이 포즈를 취하면 머리의 백회(百會) 급소를 자극하는 것이 되므로 초조함이나 불면 해소에도 효과적이다. 30초에서 1분을 기준으로 한다.

등 근육을 펴고 가슴을 충분히 벌려 신선한 산소를 몸 전체로 보내는 것이 요령.

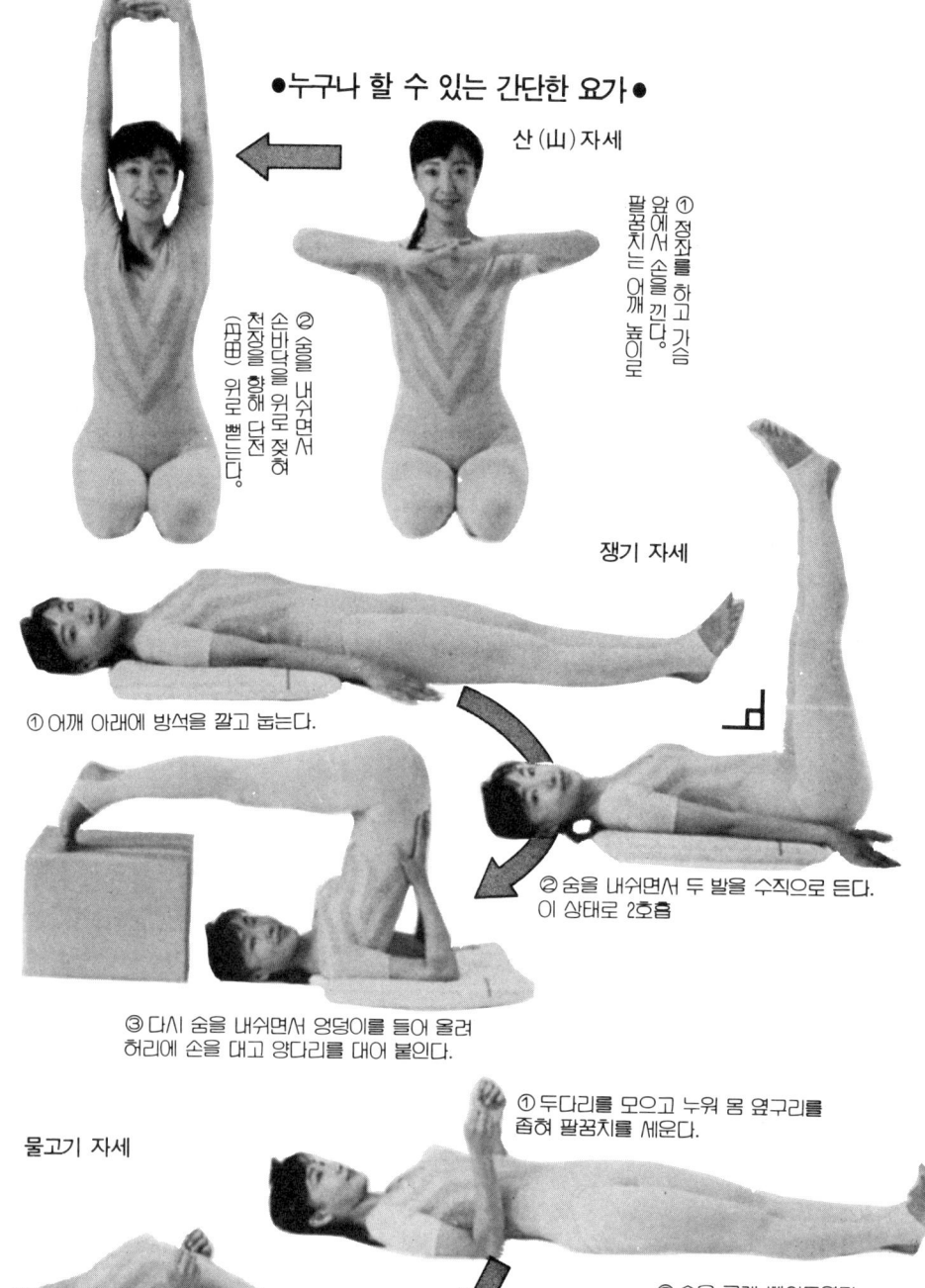

8 체질을 근본적으로 개선하는 일상생활의 연구

요 가

이번에는 몸을 유연하게 하는 포즈를 소개하겠다.

냉증을 치료하는 '무릎 붙이기 포즈'
여성에게 상당히 많은 것이 발 허리의 냉증이다. 이 포즈는 혈액순환을 좋게 하여 냉증을 개선하고 분비도 해소한다.
① 양발을 펴고 앉아 왼발을 구부려 뒤꿈치를 오른 다리 뿌리에 댄다. 왼쪽 무릎은 가능한 한 뒤로 당긴다.
② 오른발에 타올을 감아 타올 끝을 두 손으로 잡고 숨을 내뿜으면서 구부린다.
③ 이 때 팔꿈치를 바깥쪽으로 당기고 가능한 등을 펴도록 한다. 타올을 잡는 부위는 자신의 몸의 유연성에 따라 조정한다.
④ 오른발 위에 방석을 얹고 상체를 숙여도 좋다. 이 상태로 30초에서 1분 간 릴렉스한다.
좌우 모두 실시한다.

내장의 작용을 정비하는 '빗장 포즈'
복부의 근육을 펴고 복부를 마사지하는 효과가 있다.
① 무릎을 세우고 자세를 잡는다.
② 왼발을 똑바로 옆으로 펴고 숨을 들이마시면서 오른손을 똑바

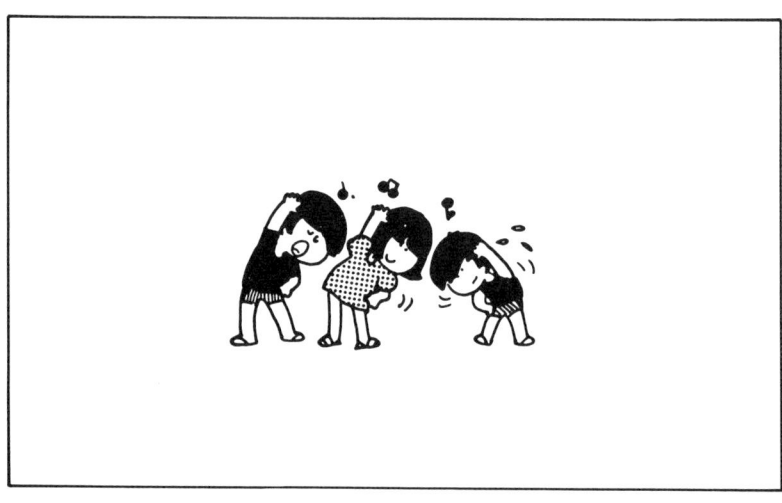

로 위로 한다. 이때 발 끝을 세워 둔다. 왼손은 가볍게 왼발 위에 둔다.

③ 다음에 숨을 내뱉으면서 오른손과 상체를 왼쪽으로 구부린다. 왼손은 오른손 위를 미끄러지듯이 하여 가능한 우하복부(右下腹部)에서부터 천천히 펴는 것이 포인트. 30초에서 1분이 기준이다. 좌우 모두 실시한다.

결림을 푸는 '영웅을 받드는 포즈'

상당히 자극이 강한 포즈이므로 심장이 약한 사람은 피한다.

① 직립(直立)하여 두 손을 똑바로 위로 들어 합장을 한다.

② 숨을 들이마시면서 점프하여 두 발을 좌우로 100~120cm 폭으로 벌린다. 다음에 숨을 빨아들이면서 왼발은 조금 안쪽으로 향하고, 오른발은 90도 바깥쪽으로 향한다.

③ 오른발의 넓적다리가 바닥과 평행이 될 정도까지 천천히 무릎을 구부린다. 체중이 양쪽 발에 평균적으로 걸리게 하는 것이 요령. 20~30초가 기준이다. 좌우 모두 실시한다.

마음을 밝게 하는 '태양 인사 포즈'

아침 일찍 문 밖으로 나가면 신선한 공기가 보급되어 활력이 저절로 넘친다.

① 직립 자세로 두 손을 똑바로 위로 들어 합장하고 숨을 빨아들이면서 상체를 천천히 뒤로 젖혀 간다. 허리가 약한 사람은 발을 조금 벌려 무리하지 않도록 한다.

② 숨을 내뱉으면서 깊게 인사를 한다는 생각으로 앞으로 숙인다.

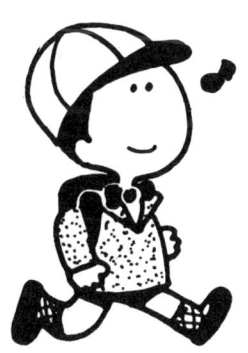

동작은 천천히 그리고 확실하게. 어려운 포즈는 결코 무리하지 않는다.

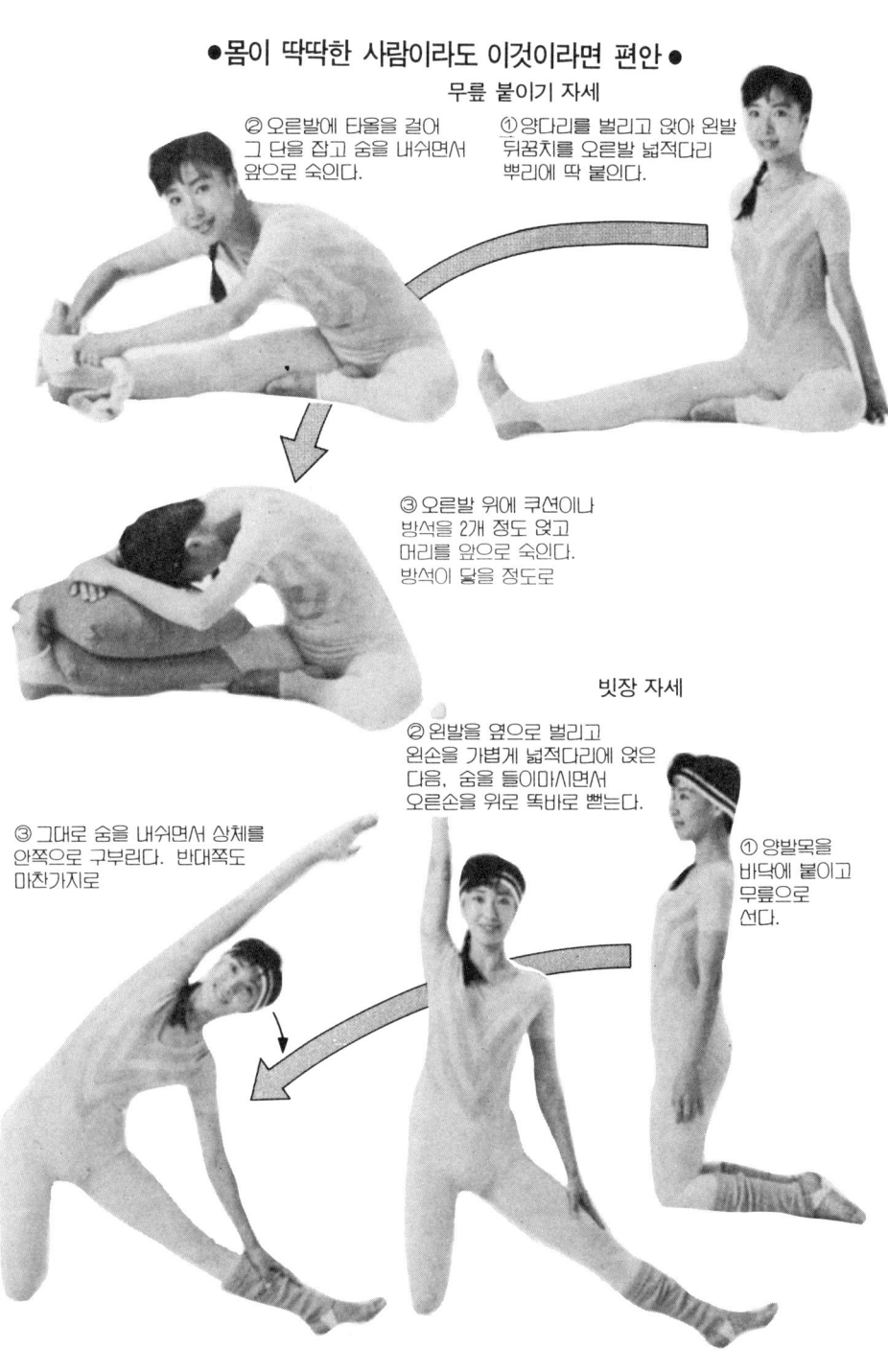

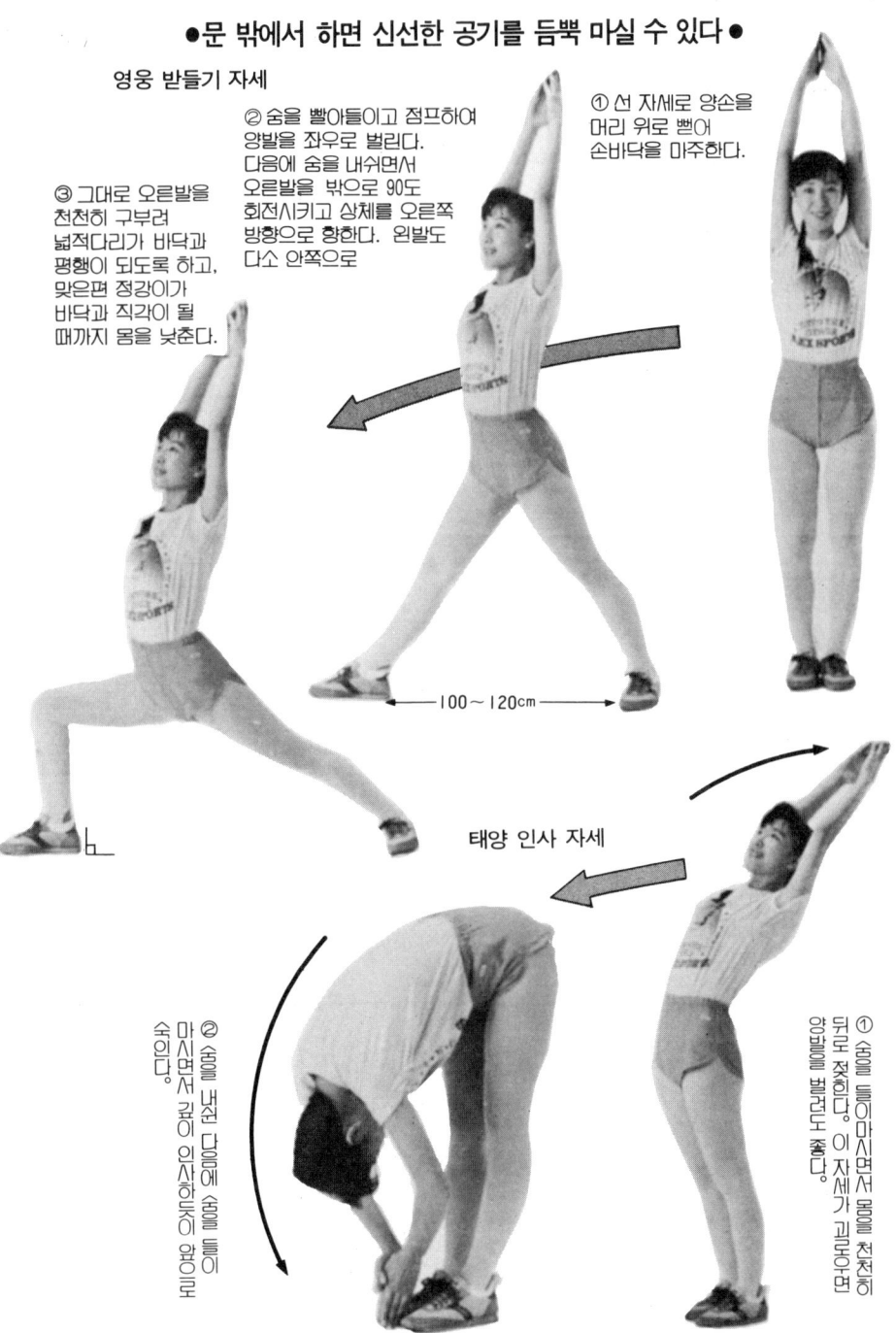

자율신경실조증을 치료하고
건강한 심신을 보존하기 위한
이론편

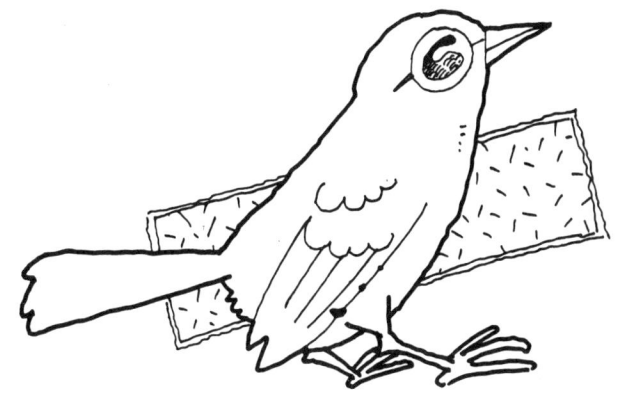

✻ 건강한 심신을 보존하기 위한 이론편

의외로 모르고 있는 자율신경의 이것이 정체

**생명 유지를 위한
자동 제어 장치**

어디라고 꼭 집어 나쁘다고 할 수는 없지만 머리가 아프다, 잠을 잘 수가 없다, 기분도 나지 않는다 라는 증상으로 시달리는 경험은 누구나 한 번 쯤 있었을 것이라고 생각한다.

이럴 때 병원에 가면 "이상 없습니다. 자율신경 실조증인 것 같습니다."라는 진단이 내려지는 경우가 많다. 여러분의 일상 생활 중에도 자율신경 실조증이란 말이 끼어들고 있지는 않은가. 그러나 간단히 쓰이고 있는 말치고 자율신경 실조증의 의미는 의외로 거의 알려져 있지 않다.

우리들의 몸을 지배하는 신경은 크게 중추 신경(中樞神經)과 말초 신경(末梢神經)으로 나뉘어져 있다. 중추 신경은 뇌와 척추를 지배하는 신경으로 몸의 컨츄럴 센터에 해당한다.

이에 대해 전신에 망처럼 퍼져 있고 뇌의 지령을 전하기도 하며, 반대로 말단에서부터의 정보를 뇌에 제공하는 것이 말초 신경이다. 말초 신경은 또 운동 신경계, 지각 신경계 그리고 자율 신경계라는 3가지 계통으로 분류된다.

표 1 체내를 종횡으로 달리는 신경계의 종류

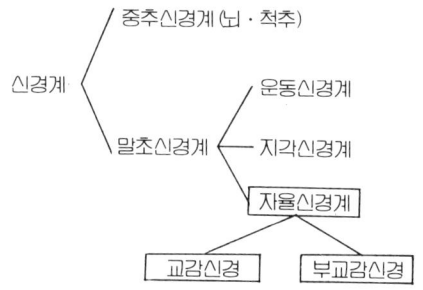

이중에서 다른 신경과는 조금 성격이 다른 것이 자율신경계(自律神經系)이다. 운동 신경계는 다른 말로 수의신경계(隨意神經系)라고 일컬어지듯이 자신의 의사로 움직일 수 있다. 지각 신경도 빛을 느끼기도 하며, 자신이 느낄 수 있는 신경이다. 그런데 자율신경만은 예외이다.

심장이나 위장의 작용은 자신이 조정할 수 없고 또 자신의 의사로 땀을 멈출 수도 없다. 이런 작용은 모두 자율 신경에 의해 무의식 중에 컨트롤 되고 있는 것이다. 자율신경 작용의 수액선(睡液腺)이나 한선(汗腺) 뿐만이 아니라 내장이나 혈관의 수축·확장 또는 호르몬 분비 등 대략 생명의 유지와 관련되는 모든 기관에 미친다. 즉, 자율신경은 생명을 유지하는 자동 제어 장치로, 이 자율신경의 기능만 남아 있으면 생명을 유지할 수 있는 중요한 신경이다. 최근 자주 화제가 되는 식물 인간이라는 것은 실은 운동신경이나 지각 신경의 작용이 이미 소실되어 있으면서도 자율신경의 작용만이 남아 있어 생명이 유지되고 있는 상태의 인간을 말한다.

그렇다고는 해도 실제로는 운동신경계와 자율신경계의 2종류의 신경계가 협조하여 작용하는 경우도 적지 않다. 호흡이나 배뇨를 생각해 보면 알 수 있듯이 호흡은 평소에 무의식적으로 행해지고

그림 1 자율신경의 움직임

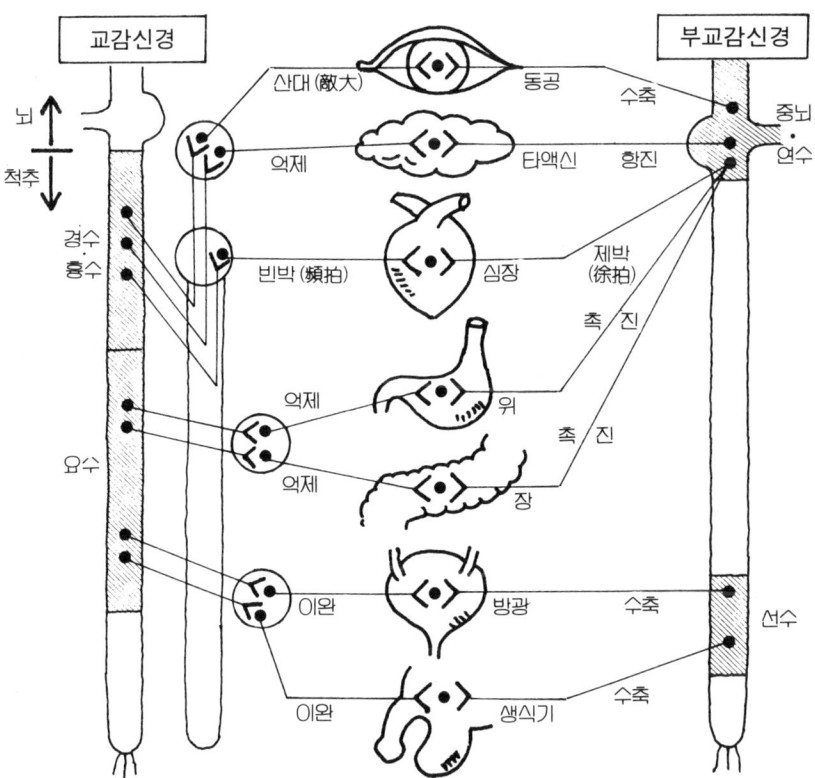

있지만 의식적으로 심호흡을 할 수도 있다. 이것은 평소에는 자율신경의 작용으로 호흡을 하고 있어도 필요에 따라 수의신경을 작용시킬 수 있기 때문이다. 또 뇨의(尿意) 그 자체는 뇨가 일정량 방광에 쌓이면 뇌의 중추가 자극되어 뇨의를 재촉하게 된다.

여기까지는 자율신경계의 작용이다. 그러나 실제로 화장실에 갈 것인지는 의사에 따라 결정된다. 일이 바쁘면 잠시 배뇨를 참을 수 있다. 이 참는다는 행위가 수의신경의 작용이다.

몸의 작용은 전부 이 2종류의 신경 협조 작업으로 행해지고 있는

표2 각 기관마다 교감 신경과 부교감 신경의 역할

기 관	교 감 신 경	부 교 감 신 경
동 공	확대시킨다.	축소시킨다.
루 천	분비를 억제하는 경우도 있다.	분비가 촉진된다.
타액선	타액이 짙어진다.	타액이 엷어진다.
기 관	확장	좁아진다.
심 장	빨리 뛴다.	느리게 뛴다.
혈 관	수축된다.	확대된다.
혈 압	상승한다.	강하한다.
위·장	작용이 느려진다.	작용이 빨라진다.
담 낭	분비를 멈춘다.	분비가 많아진다.
방 광	열린다.	수축된다.
입모근	수축(소름)	이완
한 선	땀이 짙어진다.	땀이 엷어진다.
음 경	혈관이 수축된다.	혈관이 확대된다.(발기)
자 궁	수축	열리는 경우도 있다.

것은 아니지만 사람의 몸은 2가지 계통의 신경이 균형있게 작용해야 비로소 정상으로 가능하게 되는 것이다.

교감 신경과 부교감 신경은
서로 밀고 당기며 조정한다

그럼 구체적으로 자율신경은 어떻게 작용하고 있을까.

한 마디로 자율신경이라고 해도 실제로는 교감 신경과 부교감 신경이라는 2가지 다른 계통의 신경이 동거(同居)하고 있다. 이 2가지 신경이 서로 반대 작용을 하는 것에 의해 자율신경은 그 기능을 다하고 있는 것이다.

그림 1과 같이 교감 신경은 일단 척수(脊髓)에서 출발하여 교감 신경절이라는 곳에 들어간다. 여기에서부터 신경선유(神經線維)를 통해 심장, 호흡기, 소화기, 배뇨기, 생식기, 혈관, 한선, 수액선 등을 지배하고 있다. 한편 부교감 신경에는 뇌 아래에 있는 연수(延髓)

에서 직접 각 기관을 향해 두부(頭部) 부교감신경 (미주신경 ; 迷走神經)과 골반 부근에 있는 선골에서 각 지배 영역으로 뻗은 선골 부교감신경(골반 신경)이 있다. 부교감 신경도 교감 신경과 마찬가지로 각 기관에 분포되어 있다.

　앞에서도 언급했듯이 교감 신경과 부교감 신경은 표2와 같이 서로 반대의 작용을 하는 것에 의해 각 기관의 작용을 조정하고 있다. 교감 신경이 긴장되면 심장의 고동이 빨라지고, 부교감 신경이 긴장되면 반대로 심장의 고동은 느려진다. 깜짝 놀라면 심장이 두근두근거리는 것은 교감 신경이 긴장하기 때문으로 안정되어 가면 자율신경의 작용이 평소와 같이 균형을 되찾아 고동도 평상시로 되돌아간다.

　위(胃)의 작용은 이와 반대로 교감 신경이 긴장하면 둔해지고, 부교감 신경이 긴장되면 활발해진다. 소화기는 부교감 신경이 우위가 되면 야간에 작용이 활발해지므로 이것은 이치에 맞는 것이다.

　이와 같이 몸의 기능은 2, 3개의 예외를 제외하곤 대부분이 교감 신경과 부교감 신경이 밀고 당기는 작용을 하는 것으로 균형 있게 기능하고 있다. 이 신경의 밀고 당김이 깨져 일어나는 것이 자율신경 실조증이다.

　자율신경의 작용은 어떤 종류의 약물로도 일으킬 수가 있다. 예를 들면 놀아드레날린이라는 물질은 교감 신경을 긴장시키는 작용이 있다.

　놀아드레날린을 투여하면 표3으로도 알 수 있듯이 심장의 작용이 활발해지는 한편 혈관이 수축하기 때문에 결과적으론 혈압이 상승한다. 쇼크 상태로 혈압이 급격히 저하된 경우나 또는 기관지 천식으로 기관지가 수축되거나 혈관이 충혈되어 있는 경우는 놀아드레날린을 투여하여 증상을 개선할 수 있다.

　반대로 아세틸콜린이라는 물질은 부교감 신경을 자극하여 심장의 작용을 억제하고 혈관을 넓혀 혈압을 저하시킨다.

표3 자율신경계를 작용시키는 물질

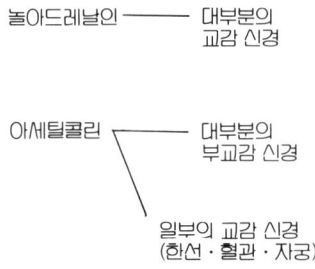

이와 같이 자율신경에 작용하는 약을 잘 이용하면 병의 치료에도 응용할 수 있는 것이다.

남자와 여자, 여름과 겨울, 어린이와 어른은 자율신경의 리듬이 달라진다

그럼 자율신경은 어째서 이와 같이 독립적으로 작용하고 있을까. 대답은 여러 가지 있겠지만, 가장 중요한 것은 ① 몸의 피부 환경을 일정하게 유지, ② 몸의 리듬을 유지한다 라는 것이다.

우리들의 몸은 추위와 더위는 물론이고 스트레스나 병 등 여러 가지 자극에 영향을 받고 있다. 그러나 실제로 기온의 상하(上下)에 관계없이 체온은 대개 일정하게 유지되고 있다. 그 상태가 몸을 유지해가기 위해 가장 적합하기 때문이다. 이런 체내 환경의 항상성을 호메오스터시스라고 한다. 이 호메오스터시스를 유지하고 있는 것이 자율신경인 것이다.

그 덕으로 감기에 걸려도 마침내 열이 내리며, 병에 걸려도 회복할 수 있는 것이다. 자율신경이 몸의 자동 제어 장치라고 일컬어지는 이유도 이 점에 있다.

자율신경이 가지는 제2의 특징은 몸의 리듬을 조정하는 것이다.

일반적으로 말해서 낮의 활동시간에는 교감신경이 우위에 작용하고 신경 작용도 활발해진다. 한편 야간에는 부교감 신경이 우위에 서며 수면이나 휴양을 취하도록 조정되어 있다.

이런 몸의 리듬은 비단 하루 단위 뿐만이 아니라 1년 단위로도 작용하고 있다. 여름엔 부교감 신경이 우위에 서서 작용하고, 겨울에는 교감 신경이 우위에 선다. 또 발육기나 한창 일할 때는 교감 신경이 우위에 서고 노년기에 들어서면 부교감 신경이 우위가 된다. 또 남성과 여성 사이에서도 몸의 리듬이 달라지는 식으로 자율신경은 실로 몸의 리듬을 합리적으로 조정하고 있는 것이다.

자율신경 실조증, 그것은 한 마디로 말하면 몸의 리듬이 흐트러진 상태를 말하는 것이다.

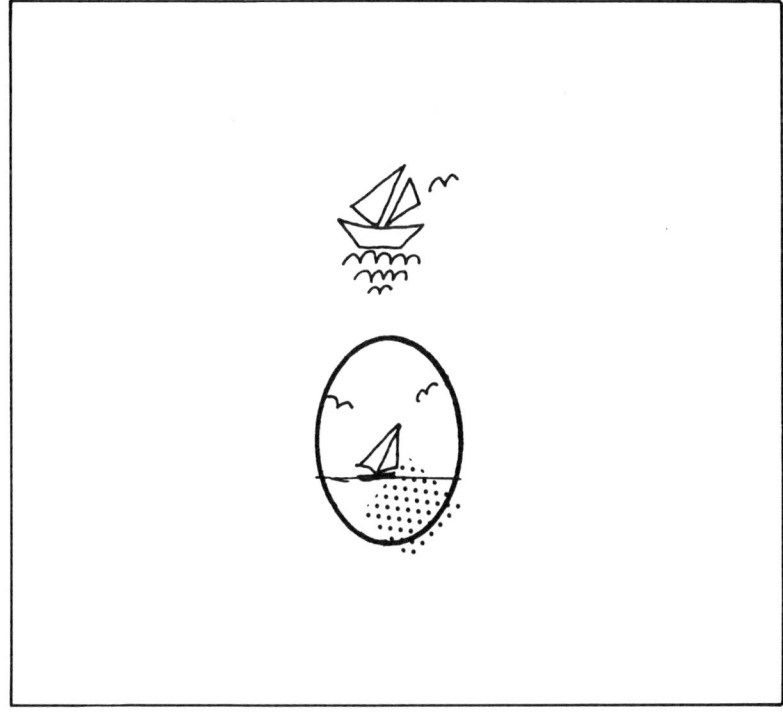

건강한 심신을 보존하기 위한 이론편

폭풍과 같은 부정수소(不定愁訴)는 어째서 엄습해 오는 것인가

자율신경 중추가 위치하는 '생명의 자리'란

자율신경 실조증이 괴로운 것은 두통이나 어깨 결림, 현기증, 저림 또는 변비, 설사 라는 실로 여러 가지 증상이 손을 시작으로 하여 차차 엄습해 온다는 것이다. 이러한 증상이 나타나는 상태는 사람에 따라 달라 심한 두통이 계속되는 사람이 있는가 하면 어떤 사람은 1주간 단위로 증상이 달라지기도 한다. 두통이 가라앉았는가 싶으면 어느새 이번에는 요통으로 고생을 하는 식이다. 대부분의 증상은 한 가지가 아니라 몇 가지인가가 겹쳐 나타나는 것이 보통이다.

이런 다채로운 호소를 의학적으로는 '수소(愁訴)'라고 부르고 있는데, 그중에서도 특히 원인이 되는 기질적 질환(예를 들면 위궤양과 같은 확실한 장기에 이상이 있는 것)이 없는 것을 부정수소라고 부르고 있다.

자율신경 실조증으로 나타나는 증상이 바로 이 부정 수소이다. 자율신경 실조증에서는 왜 이런 불특정 다수의 증상이 나타나는 것일

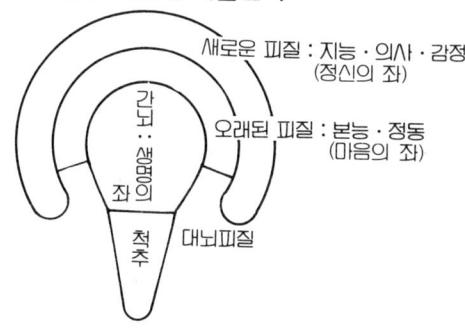

그림 2 직광이 다른 것으로써
뇌는 이렇게 대별된다

까.

자율신경이 전신의 각부(各部)를 지배하고 있다는 것을 생각하면 이것을 어렵지 않게 이해할 수 있을 것이라고 생각한다. 일단 자율신경의 균형이 흐트러지면 전신의 기능이 지장을 가져오며, 각각의 기능에 여러 가지 영향을 미치기 때문에 나타나는 증상과 지적도 다채로워지는 것이다.

그러나 여기에서 또 한 발 나아가 자율신경의 작용을 컨트롤하는 중추부와의 관계로 이 문제를 생각해 보자.

자율신경은 의사(意思)와 무관계하게 작용하고 있다고 한다. 그러나 그렇다고 해서 교감 신경과 부교감 신경이 일찍이 작용하고 있는 것은 아니다. 뇌에 있는 자율신경의 중추가 자율신경의 작용을 잘 컨트롤하고 있다. 이 중추는 간뇌(間腦)의 시상하부(視床下部)라는 곳에 있다.

초조하다거나 기분이 가라앉는다, 의욕이 나지 않는다는 등 자율신경 실조증에 정신 증상이 나타나기 쉬운 것도 이 시상하부와 무관계하지는 않다.

뇌의 모식도 그림 2를 보자.

뇌는 고깃덩어리 같은 모양을 한 좌뇌(左腦)의 대뇌반구(大腦半球)가 중앙의 뇌간(惱幹)을 감싸고 있다. 대뇌의 가장 바깥쪽에 있는 것이 대뇌피질(大腦皮質)이고, 여기는 또 2개의 층으로 분류되어 있다. 표면에 있는 것이 새로운 피질(대뇌신피질 ; 大腦新皮質)이고, 그 아래에 있는 것이 뇌의 오래된 피질(대뇌변록계 ; 大腦邊綠系)이다.

오래된 피질은 '마음의 자리'라고 일컬어지며, 본능이나 정동(情動)을 담당하는 부분이다. 식욕이나 성욕 등 사람이 살아가기 위한 본능과 또 희노애락(喜怒哀樂)이 여기에서 조절되고 있다. 한편 새로운 피질은 '정신의 자리'로 사람의 지성이나 이성을 지배한다.

이에 대해 살아가기 위한 인체의 기능을 지배하고 있는 것이 뇌간부(腦幹部)이다. 여기가 '생명의 자리'라고 불리우는 것도 그 탓이다. 앞에서 서술한 자율신경의 중추는 이 뇌간부에 있는 간뇌라는 부분의 시상하부에 위치해 있다. 자율신경이 생명유지의 자동 제어장치인 것도 이 '생명의 자리'에 있으므로 당연하다고 할 수 있을 것이다.

그림 3 자율신경계에 작용에 미치는 경로

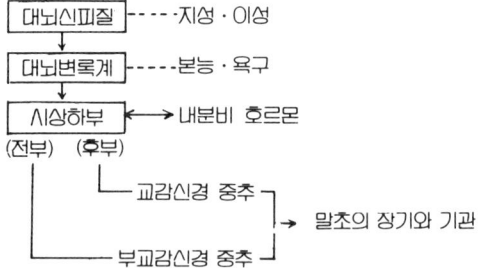

자율신경 실조증은
중추와 말초의 이상(異常)으로 일어난다.

그럼 여기에서 중요한 것은 뇌(腦)의 관계이다. 어떤 뇌든지 지배하는 영역은 다르지만, 서로 밀접한 관계를 갖고 작용하고 있는 것이다.

예를 들면 밤길에 갑자기 사람의 그림자가 나타났다고 하자. 이 자극은 즉석에서 놀란 감정으로써 대뇌의 오래된 피질에 잡힌다. 그러므로 오래된 피질(대뇌변록계 ; 大腦邊綠系)은 시상하부의 자율신경 중추에 지령을 내려 교감 신경을 긴장시킨다. 구체적으로는 놀램의 자극→ 대뇌변록계→ 시상하부의 자율신경 중추→ 복부 교감 신경→ 부신피질에서의아드레날린의 분비→ 교감 신경의 긴장이라는 식으로 자극이 도미노식으로 신경을 전하여 최종적으로 전신의 교감 신경을 긴장시킨다.

이렇게 되면 얼굴의 혈관은 수축하여 안색이 파랗게 되고 심장이 두근거리며, 동공이 벌어지고 입이 마르며 피부의 입모근(立毛筋)이 수축되어 소름이 돋게 된다. 이와 같이 자율신경은 직접적으로는

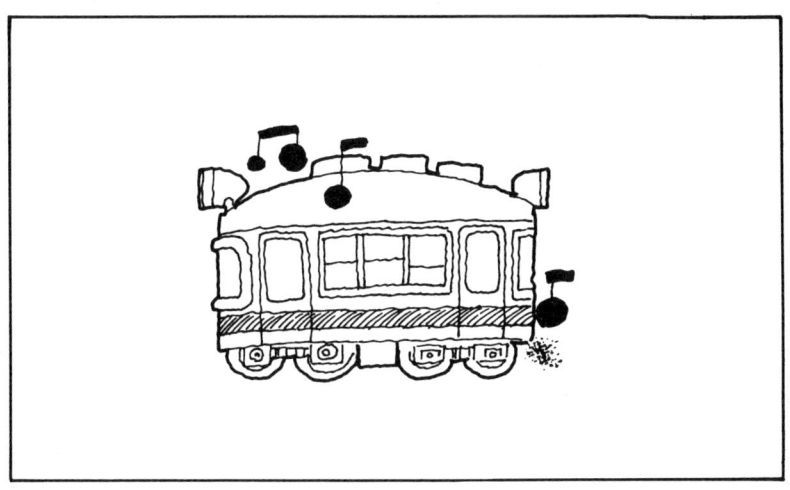

자율신경 중추의 지배하에 있으나 간접적으로는 대뇌의 오래된 피질의 영향을 강하게 받고 있는 것이다. 또 오래된 피질이 담당하는 본능이나 감정은 새로운 피질이 담당하는 이성에 의해 조절되고 있다. 따라서 자율신경은 자율신경 중추의 조정하에 있으나 간접적으로는 대뇌신피질이나 대뇌변록계의 영향을 받아 작용하고 있는 것이다.

따라서 자율신경 실조증에도 2가지의 양상이 있다고 생각되고 있다. 하나는 뇌쪽에서 일어나는 혼란이다.

자율신경의 중추부인 시상하부 뿐만이 아니라 대뇌변록계 대뇌신피질이라는 뇌의 구개와 부분이 모두 강한 자극이 가해져도 그 자극이 즉석으로 자율신경에 영향을 주고, 자율신경이 지배하는 장기나 각 기관에 여러 가지 장해를 미치게 된다.

반대로 자율신경의 말초 교감 신경이나 부교감 신경에 장해가 있어도 그 영향은 곧 뇌자율신경의 중추나 대뇌에 미친다.

따라서 자율신경 실조증에 빠지면 말초의 자율신경의 작용이 흐트러져 장기에 여러 가지 장해가 나타나는 동시에 뇌도 중추부의 장해가 대뇌피질에 영향을 미치고 감정적으로 빠지기도 하며, 집중력이 없다거나 또는 초조해지는 등 감정면이나 정서면에서도 장해가 일어나기 쉬운 것이다.

스트레스가 자율신경 실조증을 일으키는 메카니즘

이번에는 자율신경 실조증이 발생하는 경과를 구체적으로 생각해 보자. 원인은 여러 가지이지만 여기에서는 최근에 늘어나고 있는 스트레스와 자율신경 실조증의 관계를 예로 들어보기로 하겠다.

스트레스라고 하면 최근에는 곧 인간 관계의 스트레스나 고민거리와 같이 정신적 스트레스만을 생각하지만, 몸에 있어서는 병은 물론 더위나 추위 등의 외적인 자극은 전부라고 해도 좋을 정도로 스트레스가 된다.

　스트레스가 가해지면 우리의 몸은 우선 교감 신경을 긴장시켜 스트레스에 대항하는 태세로 들어간다. 앞에서 밤길의 예를 들었듯이 자극이 대뇌 변록계(大腦邊綠系)에서 도미노식으로 전해져 교감신경을 긴장시키는 단계이다. 그러나 드디어 자극의 원인이 제거되면 (밤길에서 만난 사람의 정체가 밝혀지면) 임전태세는 해제되고, 교감신경의 긴장도 해소된다.

　그런데 일이나 인간관계의 스트레스와 같이 언제까지나 스트레스가 계속되는 경우는 어떤가.

　교감 신경은 쭉 긴장상태로 있어야 하는데 그래서는 몸이 몇 개라도 견디지 못한다. 그러므로 어느 정도 경과하면 자동적으로 부교감신경으로 스위치가 바뀌는 장치로 되어 있다. 또 대뇌신피질은 자극을 기억하기도 하고 이성적으로 판단하여 같은 스트레스가 가해질 때 대뇌변록계가 교감신경을 긴장시키는 것을 방지하는 브레이크로 작용하고 있다.

　그러나 자극, 즉 여기에서는 스트레스가 강해지기도 하고 너무 장시간 계속되면 대뇌신피질도 브레이크를 걸 수 없게 된다. 그 결과, 자율신경이 점점 피로해져 스위치의 교체가 잘 이루어지지 않게 된다. 이 상태가 다름 아닌 자율신경 실조증이다. 이렇게 되면 자율신경의 균형이 깨지고 특별한 원인이 없는데 두통이 나게 된다. 우울하다는 등 여러 가지 부정수소의 폭풍이 엄습하는 것이다.

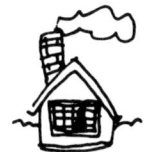

건강한 심신을 보존하기 위한 이론편

당신의 자율신경 실조증은 대체 어떤 타입인가

증상은 같아도
속에 감추어진 원인은
실로 여러 가지

이제까지 설명했듯이 자율신경 실조증은 전신의 병에서 정신병까지 여러 가지 부정수소를 동반한다. 그 때문인지 반대로 원인 불명의 증상이 있으면 무엇이든 자율신경 실조증 때문이라고 생각하는 경향이 있는 것 같다. 한때는 전문가 사이에서도 '자율신경 실조증이 병의 원상지가 아닌가'라고 생각되어진 적이 있었다. 그러나 최근에는 전문적인 연구가 진행되어 한 마디로 자율신경 실조증이라고 해도 몇 가지 타입이 있다는 것이 알려졌다.

반복하는 것이지만, 부정수소란 특정의 기질적 질환이 없음에도 불구하고 일어나는 다채로운 증상을 가리키고 있다. 자율신경 실조증인 경우는 자율신경의 작용을 지배하는 자율신경 중추의 작용이 흐트러지기 때문에 이런 부정수소가 나타나는 것이다. 그러나 자율신경의 작용은 간접적으로는 대뇌피질, 즉 마음의 영향도 매우 많이 받는

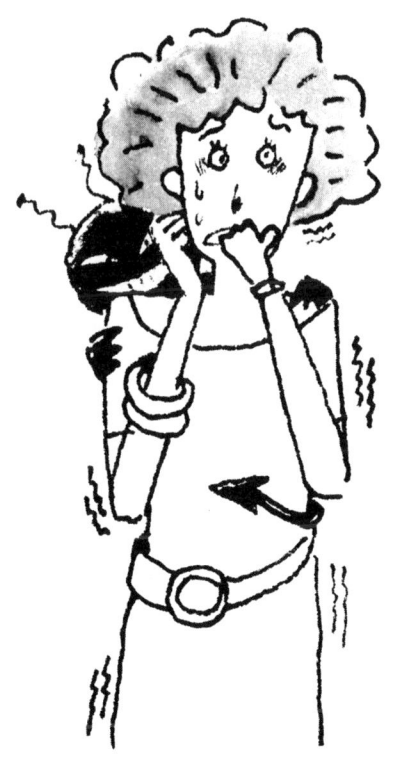

다.

따라서 그림 4와 같이 같은 부정수소를 호소하는 경우라도 그 배경에는 여러 가지 원인이 숨겨져 있다. 표면적으로는 같은 부정수소를 호소하는 경우라도 잘 조사해보면 자율신경 중추의 실조가 주역인 경우도 있고 스트레스 등 심인이 크게 관여되어 있는 경우도 있는 것이다.

그렇게 되면 치료법도 당연히 바뀐다. 일찍이 자율신경 실조증이라고 대략 통칭하던 것을 최근에는 다채로운 부정수소를 호소하는 경우를 '부정수소 증후군'이라고 일괄하여 부르는 것도 그 때문이다.

이 부정수소 증후군은 또 메크릴시험이라고도 불리우는 시험보다 자율신경 중추의 이상(異常)의 유무를 조사하기도 하고 심신의학적

그림 4 부정수소와 병의 관계도

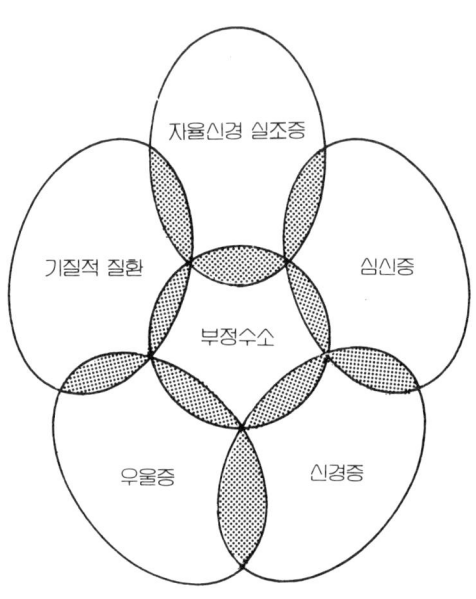

(心身醫學的)인 입장에서 자율신경 실조 조사표를 검사하는 것에 의해 ① 심리적 요인이 큰 신경증형, ② 정신면과 자율신경계의 실조에 양쪽이 관여되어 있는 심신증형, ③ 자율신경 중추의 실조를 주인(主因)으로 하는 본능성 자율신경 실조증형이라는 3가지 타입으로 분류되어 있다(그림 5 참조).

일반적으로 일컬어지는 자율신경 실조증은 이 부정수소 증후군 전반을 의미하고 있는 것인데, 보다 정확하게 말하자면 제3의 타입이 대부분의 자율신경 실조증이 되는 것이다.

이것은 나중에 설명할 자율신경 실조증의 치료법과도 관계되어 있으므로 여기에서는 간단하게 자율신경 실조증의 3가지 타입에 대해 해설하겠다.

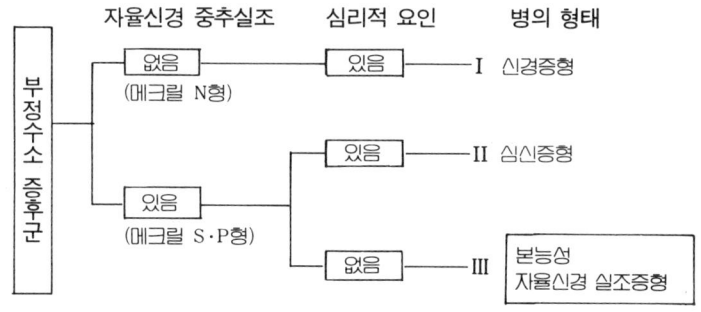

그림 5 부정수소 증후군은 3가지 타입으로 분류된다

표 4 부정수소의 종류

전신성 수소	미열, 발한, 권태감, 체중 감소, 불면증
신경증성 수소	두중, 두통, 등통, 요통, 현기증, 어깨 결림
호흡기성 수소	숨가쁨, 숨쉬는 고충, 호흡 곤란, 발해
순환기성 수소	동계, 부종, 부정맥, 빈맥, 좌흉부통
소화기성 수소	복통, 구토, 식욕부진, 설사, 변비

정신적인 영향이 전면에 나와 있는 '신경증형'

이 타입은 본질적으로는 자율신경 중추에 실조가 없는 것이 특징으로 각종 검사를 실시해도 자율신경 중추의 실조는 볼 수 없다. 그러나 심리적인 요인, 즉 마음의 문제도 자율신경계에 영향이 나타나 여러 가지 부정수소를 호소한다.

나른하다, 가슴이 답답하다, 머리가 무겁다는 등 여러 가지 증상을 호소하는데, 이것은 오히려 신체적인 문제라기 보다는 심리적인 문제에서 나타나고 있다.

이 타입의 사람은 다른 사람이라면 그다지 신경을 쓰지 않을 사소한 신체 증상에도 큰 병의 징후가 아닐까 라고 생각하여 속을 끓이는 나머지 신체 증상을 확대시켜 버리는 것이라고 생각된다. 따라서 신체 증상과 함께 정신 증상을 동반하는 것이 보통으로, 초조나 불면, 불안감 등을 호소한다.

성격적으로도 신경질적인 사람이 많고, 엄밀하게 말하면 자율신경 실조증이라고 하기 보다는 자율신경증이며, 신경증 중에서도 심한 경우에 속한다. 스트레스가 가해지면 이 경향이 더욱 조장되어 더욱 더 증상이 확대되어 버린다.

스트레스가 많은 현대 사회에서는 이 심신성에 속하는 부정수소를 호소하는 사람이 많으며, 현대병의 하나라고 불리워지고 있다.

성격과 환경이 부정수소를 초래하는 요인이 되는 경우가 많으므로 치료는 정신 요법을 중심으로 하고, 약품 요법은 보조적으로 행한다.

환자 자신이 자신의 증상에 대해 지나치게 생각하지 않도록 하는 것이 치료의 큰 목적의 하나이다.

자신을 둘러싼 환경이나 자신의 성격상의 약점에 정신으로 맞서는 자세를 갖는 것이 매우 중요한 것이다.

마음과 자율신경의 양면에서 오는 '심인성 자율신경 실조증'

다른 말로 심신증형(心身症形)이라고도 일컬어지며, 자율신경 중추의 실조와 정신적인 심인(心因)이 겹쳐져 부정수소를 호소하는 타입이다. 일상 생활의 스트레스가 큰 요인이 되고 있는 타입이라고 하면 알기 쉬울 것이다.

며느리와 시어머니의 트러블, 사업상의 스트레스나 인간 관계에서 오는 문제, 상사나 부하와의 문제, 자식의 진학·성적·진로·직장

자율신경 중추에 이상이 있는가 어떤가를 파악하는 '메코릴 시험'

자율신경 중추에 이상이 있는지 어떤지를 조사하는 시험으로 영산 메터코린(메코릴)이라는 약물을 주사하여 일정한 시간을 두고 혈압과 맥박을 측정하여 주로 순환기 계통의 자율신경 작용을 검사한다.

체중 60kg 당 10mg 의 메코릴을 주사하면 처음에는 부교감 신경이 긴장하여 혈관이 확장하기 때문에 혈압이 급격히 떨어진다. 그러면 생체에서는 체내의 항상성(恒常性)을 유지하기 위해 교감신경이 긴장하여 혈압을 올리려고 하는 현상이 일어난다. 이 현상의 속도나 강도를 기준으로 자율신경의 작용을 조사한다는 검사이다.

실시 방법은 몇 종류가 있으나 일반적으로는 주사 후 30초에서 3분까지 혈압이 급속히 떨어지며 그 후 회복으로 돈다.

이 혈압 변동의 곡선에서 메코릴 계수를 계산하여 정상(N형), 교감 신경의 작용이 둔한 교감 신경 저(低) 긴장형(P형), 교감 신경이 지나치게 반응하는 교감 신경, 과(過) 긴장형(S형)의 3종류로 분류한다.

이외에 약물을 이용하여 자율신경의 작용을 조사하는 검사로는 말초의 자율신경의 작용을 조사하는 아드레날인 시험,' 피로칼핀 시험, 아트로핀 시험, 아드레날인 시험 등이 있는데, 메코릴 시험은 특히 시상하부에 있는 교감 신경 중추의 반응을 조사하는 검사로써 중요시되고 있다.

전환 등등 실로 여러 가지 문제가 그 배경에 깔려 있다. 이런 스트레스가 장기간에 걸쳐 나타나거나 기간은 짧더라도 젊어진 스트레스의 정도가 무리한 것이면 자율신경의 작용이 흐트러져 몸에도 여러 가지 증상이 나타나는 것이다.

이 타입은 자율신경 실조증의 50% 가까이를 점유하며, 자율신경 실조증 중에서도 가장 많은 타입이다. 특히 여성에게 많아 20대의 젊은 여성이나 갱년기 여성에게 집중되는 것이 특징이다. 약품 요법으로 정신의 안정을 기하는 것과 함께 증상을 일으킨 원인을 잘 납득하여 병에 대한 불안감을 없앨 필요가 있다. 또 일상 생활을 올바르게 하고 자신의 건강에 자신감을 갖는 것이 중요하다.

심리적 스트레스로 일어나는 '본능성 자율신경 실조증'

심리적 스트레스와는 무관하게 자율신경 중추에 실조(失調)를 가져오는 타입을 이렇게 말한다. 자율신경 실조증의 대략 ¼을 점유한다고 일컬어지며, 심신증형(心身症型)인 여성에게 많은데 비해 남성에게도 많은 것이 특징이다.

정신적인 증상은 그다지 많지 않고, 대부분은 신체 증상을 호소한다. 어째서 자율신경의 실조가 일어나는 것인가 하는 원인은 아직 잘 알려져 있지 않다. 본능성 자율신경 실조증이라고 일컬어지는 것도 그 때문인데, 개중에는 가족 중에 같은 자율신경 실조증인 사람이 있는 경우도 있다. 때문에 본질적인 요인이 관계되어 있는 것이 아닐까 라고 여겨진다.

치료는 주로 약물 요법이 중심이 된다.

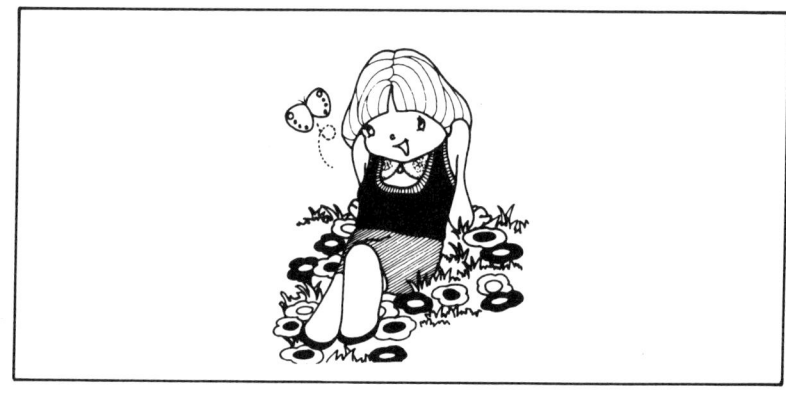

건강한 심신을 보존하기 위한 이론편

자율신경 실조증이 여성에게 압도적으로 많은 이유

**사춘기와 갱년기를
맞은 여성에게 특히 많다**

두통, 어깨 결림, 불면, 권태감 등 부정수소를 호소하며 병원을 찾는 환자가 상당히 많다. 개중에는 검사에서 그 어떤 기질적(器質的)인 병이 발견되는 사람도 상당수 있으나 그런 사람을 제외하고 자율신경 실조증이라고 진단되는 사람은 병원을 찾아오는 환자의 10%를 점유하고 있다. 이것을 보아도 자율신경 실조증으로 고민하고 있는 사람이 얼마나 많은지를 상상할 수 있을 것이다.

그런데 자율신경 실조증에 걸린 사람의 빈도를 보면 압도적으로 여성이 많은 것을 알 수 있다. 게다가 여성쪽은 치료도 어렵고 까다롭다. 또한 흔히 말하는 갱년기 장해도 자율신경 실조증의 하나이다. 그림 6, 7은 자율신경 실조증의 발생을 연령별, 성별, 월별로 비교한 결과인데, 이것으로도 알 수 있듯이 자율신경 실조증은 20대를 피크로 하여 갱년기에 접어든 여성에게 많은 것이 특징이다. 월별로 보면 겨울 보다는 여름에 가까운 쪽이 많고, 또 계절이 바뀔 때 발생

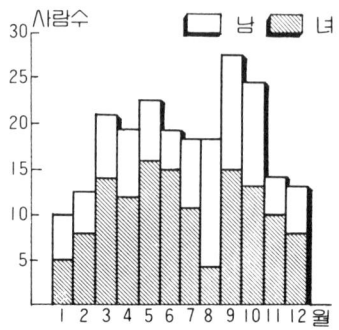

그림 6 성별, 월별 자율신경 실조증 환자수

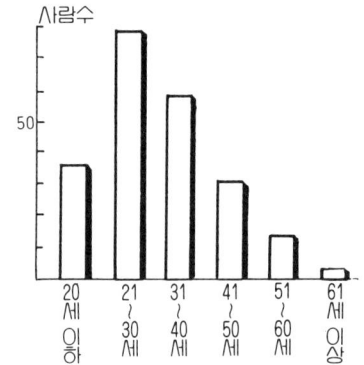

그림 7 연령별 자율신경 실조증 환자수

하기 쉬운 경향이 있다. 기후가 불순한 시기는 자율신경도 소실되기 쉬운 것이다. 그럼 같은 인간이면서 자율신경 실조증이 여성에게 많은 것은 어째서일까.

결론부터 먼저 말하자면, 이것은 여성 특유의 호르몬의 분비와 관계되어 있다.

자율신경의 중추는 앞에서 언급했듯이 뇌(腦)의 시상하부에 있다. 여기는 자율신경 뿐만이 아니라 식욕을 지배하는 중추, 체온을 조정하는 중추, 수분 등의 대사(代詞)를 지배하는 중추 등 여러 가지

그림 8 여성의 자율신경 실조증은 이렇게 해서 일어난다

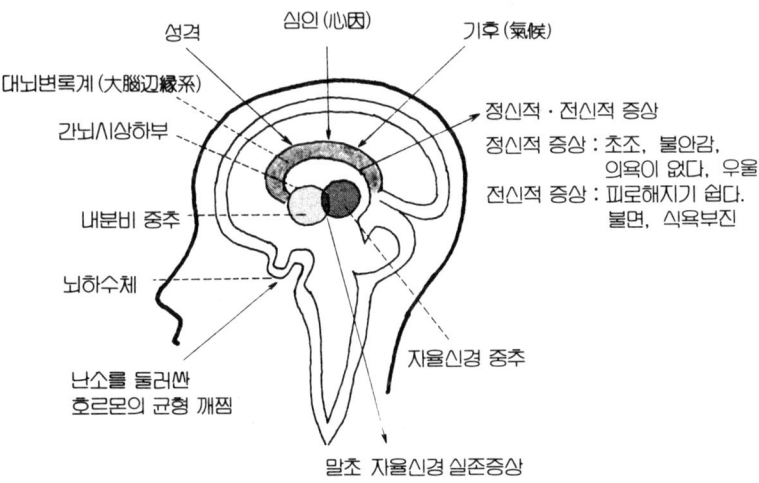

눈 : 눈의 피로, 안통
목 : 목이 막힌다, 후두부 불쾌감
근육·신경 : 두통, 경부통, 어깨 결림, 흉통, 등부통, 사지통
심장·혈관 : 동계, 흉부 압박감, 현기증, 저림, 달아오름, 냉증
기관지·폐 : 숨가쁨
위·장 : 구역질, 위 불쾌감, 위통, 변비, 설사, 담낭통
방광 : 뇨가 자주 마렵다, 배뇨시 불쾌감

중추가 있는 곳이다. 그렇기에 자율신경 중추의 이상(異常)이 각 중추에 영향을 주어 여러 가지 장해를 일으키는 것이다. 그러나 그중에서 자율신경계의 작용과 밀접한 관계가 있는 것이 호르몬 중추이다.

호르몬 중추는 시상하부 아래에 위치하는 뇌하수체(腦下垂體)라는 부분을 지배하고 뇌하수체 호르몬의 분비를 조정하는 매우 중요한 작용을 하고 있다. 스트레스가 가해질 때를 예로 생각하여 보면 우선 자율신경 중추가 작용하여 몸에 방위 반응을 일으키게 한다. 그런데

이 때는 호르몬 중추도 다른 경우로 작용하고 있는 것이다. 스트레스가 가해지면 호르몬 중추의 지령에 의해 뇌하수체에서 부신피질 자극 호르몬이 분비→ 부신피질에서 부신피질 호르몬이 분비→ 전신의 기관이 방위 태세를 갖춘다라는 순서로 지령이 전해지고, 몸은 완전한 방어태세로 들어간다. 호르몬 중추와 자율신경 중추는 이렇게 상호 협력하여 스트레스에 대항하는 것이다.

이 정도로 밀접하게 연관되어 있기 때문에 호르몬 중추에 실조가 일어나면 그 영향이 곧 자율신경 중추에 미쳐 자율신경 실조증을 일으키는 것이다.

남성은 사춘기에 성호르몬의 분비가 높아지면 그 이후 노년기까지는 호르몬 분비가 비교적 안정된다. 그러나 여성은 남성에 비해 호르몬 분비의 리듬이 복잡하여 초경에서 시작되어 매달의 생리, 임신, 분만, 수유, 그리고 폐경기의 일생 동안 호르몬 분비의 리듬이 계속해서 변화되고 있다. 그 때문에 호르몬의 균형이 깨질 기회도 많고, 자율신경 실조증도 일어나기 쉬운 것이다.

사춘기는 성호르몬의 분비가 높아지고 갱년기에는 호르몬의 분비가 떨어져 가는 시기이다. 갱년기에 접어들면 갱년기 장해 등의 자율신경 실조증이 나타나기 쉬운 이유가 여기에 있다.

'중추 흐트러짐'에서 오는 증상, '말초 흐트러짐'이 가져오는 증상

여성에게 자율신경 실조증이 많은 것은 이상과 같은 이유가 있기 때문이다. 그러나 실제로는 호르몬의 변조 뿐만이 아니라 그림 8과 같이 성격적 인자(因子)나 기후, 스트레스, 체질 등 몇 가지 원인이 겹쳐 자율신경 실조증이 나타나는 것이 아닐까 라고 생각된다. 그 때문에 여성 호르몬의 변조가 원인이 되어 일어나는 자율신경 실조증은 특히 '여성 호르몬 변조 증상(變調症狀)'으로서 구별되는 경우가 있다.

이런 자율신경 실조증의 증상을 분류하면 대략 2가지의 타입으로 나뉜다. 하나는 주로 자율신경 중추의 흐트러짐에 의해 일어나는 전신적(全身的) 정신 증상, 또 한 가지는 각각의 장기(臟器)에 분포되어 있는 자율신경의 균형이 깨진 결과 일어나는 말초 자율신경 실조증이다.

● 전신적 정신 증상

뇌의 시상하부에 있는 자율신경 중추의 흐트러짐에서 오는 증상이다.

초조함, 불안감, 억눌림 증상 등이 일어나며, 사소한 것에 신경이 쓰이기도 하고 마음이 불안정하며 무겁고, 우울하고, 무엇을 보거나 들어도 흥미가 없는 증상이 나타난다.

전신 증상으로는 심한 불면증으로 고생하기도 하고, 식욕이 갑자기 떨어지는 경우가 많은 것 같다. 이런 증상이 나타나는 것은 자율신경 중추의 흐트러짐이 같은 시상하부에 있는 식욕중추 등에 영향을 주기 때문이라고 생각된다. 이것은 사람이 살아가기 위한 기본적인 역할을 담당하는 부분이므로 자율신경 중추의 작용이 실조되면 전신적인 균형이 한 번에 결과되어 버린다. 권태감이나 허탈감도 이런 시상하부의 중추가 실조된 결과 일어나는 증상이다.

단, 이런 증상을 호소하는 사람 중에는 가면(假面) 우울증이라고 불리우는 정신질환이 숨겨져 있는 경우가 있으므로 주의가 필요하다.

● 말초 자율신경 실조증

전신의 각 부분에 분포된 교감 신경과 부교감 신경의 균형이 흐트러진 결과 일어나는 증상이다. 건강한 사람인 경우는 2개의 자율신경이 서로 반대 작용을 하여 일정한 균형을 유지하고 있으나 자율신경 실조증일 때는 어느 한 쪽의 작용이 지나치게 되어 여러 가지증상을

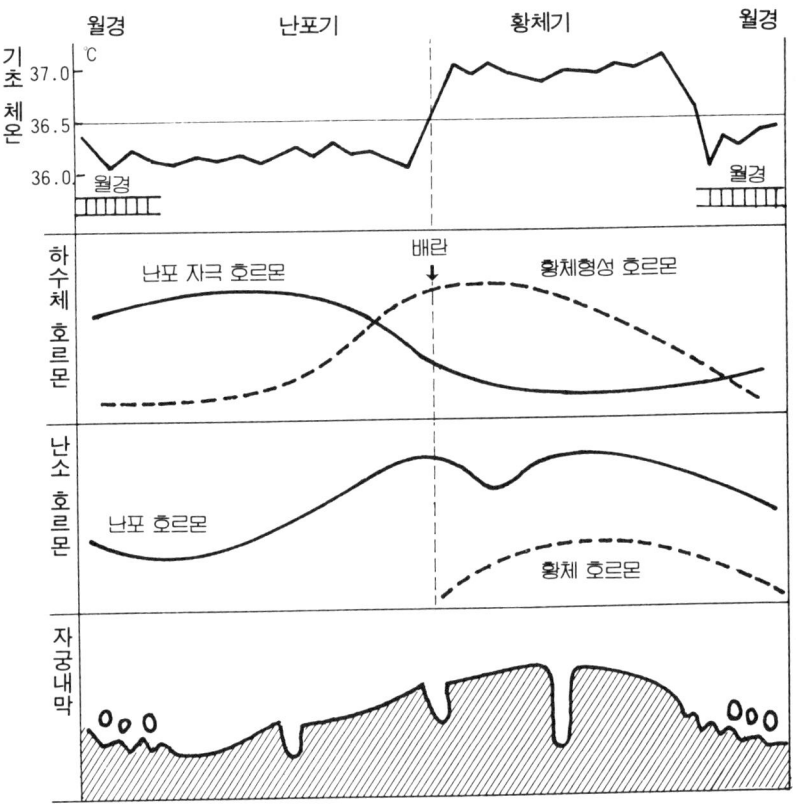

그림 9 월경주기의 여러 가지 변화

일으킨다.

자율신경은 전신의 장기나 기관에 구석구석 분포되어 있기 때문에 일어나는 증상으로 매우 다채롭다. 두통, 어깨 결림, 요통, 냉증, 달아오름, 저림 등 실로 여러 가지인데, 이 경우도 배후에 큰 병이 숨겨져 있는 경우가 있으므로 안이하게 자율신경 실조증이라고 밀쳐 놓는 것은 위험하다.

여성 특유의
자율신경 실조증이란

한편 자율신경 실조증에는 년령이나 증상이 집중되어 일어나는 기관에 의해 특정 병명(病名)으로 불리우는 경우가 있다. 여기에서는 그중에서 여성에게 많은 자율신경 실조증을 들어 소개해 보겠다.

● 분만 후의 자율신경 실조증 등

20~30대는 여성의 인생 중에서 가장 충실한 시기이지만, 이 시기는 결혼, 임신, 분만, 육아 등 생활 환경이 정신없이 변화되는 시기이기도 하다. 이런 큰 변화와 함께 자율신경 실조증이 일어나는 경우가 있다.

특히 많은 것은 분만 후의 자율신경 실조증이고, 그 다음이 습관성 유산이나 중절이 자율신경 실조증을 불러 일으키는 경우가 있다. 호르몬 분비의 변화도 영향을 미치지만, 그 배경에는 육아를 둘러싼 트러블이나 정신적 노동, 출산이라는 큰 역할을 해낸 허탈감, 그리고 유산이나 중절의 경우는 죄악감이나 심리적 상처가 크게 작용하고 있는 경우가 적지 않다.

● 월경 전의 긴장 등

여성의 경우에는 자율신경의 작용에 여성 호르몬이 관여하고 있다. 난포 호르몬은 부교감 신경을 자극하고, 황체 호르몬은 교감 신경을 자극한다. 그러므로 월경 후 난포기(卵胞期)는 부교감 신경이 우위가 되고, 월경 전의 황체기(黃體期)에는 교감 신경이 우위가 된다.

이런 호르몬의 균형이 일단 깨지면 월경 전후를 중심으로 여러 가지 부정수소가 나타난다.

● 갱년기 장해

여성의 호르몬 분비는 40대에서 50대에 걸쳐 크게 변한다. 이 시기에 나타나는 자율신경 실조증의 대표적인 것이 갱년기 장해이다.
　이 시기에는 난소 기능이 서서히 저하되고 드디어 배란(排卵)이 일어나지 않게 된다.
　그와 동시에 난소에서 분비되는 여성 호르몬도 저하되어 간다. 이에 반비례하듯 뇌하수체에서의 성선자극(性腺刺戟) 호르몬의 분비는 급격히 상승한다. 이러한 호르몬 분비의 변조가 자율신경 중추에 영향을 미쳐 자율신경 실조증이 일어나는 것이다.
　그러나 이러한 장해가 나타나는 상태는 사람에 따라 상당한 개인차가 있다. 거의 아무 일 없이 지나치는 사람도 있고, 자리에 드러눕거나 병원에 입원하는 등 그 증상이 심한 사람도 있다. 그러므로 호르몬 밸런스의 변조 뿐만 아니라 자율신경 실조증이 되기 쉬운 체질, 스트레스를 받기 쉬운 성격 등이 복잡하게 얽혀 자율신경 실조증에 이르는 것이 아닐까 라고 생각된다.
　특히 여기에 걸리기 쉬운 것은 사소한 일로 끙끙 앓는 사람이다. 자신의 몸에 지나치게 주의를 기울이는 사람, 스트레스의 발산법이 서투른 사람 등이다. 남편은 일로 바쁘고, 아이들은 혼자 설 수 있게 되었을 때, 특히 이런 성격이 머리를 쳐들기 시작하는 것이다.
　이럴 때는 스포츠를 즐기거나 친구와 대화를 하는 것도 좋을 것이다. 아무튼 기분을 맑게 만들려는 노력을 하고 스트레스에 발목을 잡히지 않도록 한다.

● 난소 결탁 증후군
　수술로 난소를 절제하기도 하고 난소의 기능이 소실된 여성에게 일어나는 자율신경 실조증이다. 난소를 적출해 버리면 갱년기와 같이 호르몬 분비가 변화되는데, 개중에는 난소의 적출 보다도 오히려 난소를 상실했다는 것으로 인한 심리적 영향이 크게 영향을 미치는 경우도 있다.

건강한 심신을 보존하기 위한 이론편

이런 증상도 자율신경 실조증이 원인이었다

자율신경 실조증에서는 몇 가지의 부정수소가 몸 여기 저기에 나타난다. 그러나 때로는 증상이 어떤 장기나 기관에 집중적으로 일어나는 경우도 적지 않다. 이럴 때는 증상이 나타나는 기관에 따라 특정한 병명이 붙여진다.

자율신경 실조증과 관계가 깊은 성인병
● 신경 순환 무력증

운동을 한 것도 아닌데 격렬한 떨림이 계속되기도 하고 심장이 멈출 듯한 불안감도 있다. 숨이 가쁘다, 가슴이 답답하다는 등 주로 심장의 이상을 호소하지만 검사를 하면 심장에 이상이 없는 경우이다.

일반적으로 신경질적인 타입의 사람에게서 많이 볼 수 있고, 불안감 등 정신 상태를 동반하는 경우가 많으므로 자율신경 실조증이 관여되고 있다고 생각되고 있다. 특히 정신 증상이 분명한 경우는 심장 신경증이라고 불리우는 경우도 있다.

● 신경성 빈뇨

방광염도 아닌데 화장실에 자주 가고 하복부에 불쾌감이 있는 등 방광염과 비슷한 증상을 나타내는 경우를 말한다. 방광에 150ml 정도의 뇨가 쌓이면 뇨의(尿意)가 일어나는 것이 보통인데, 정신적 긴장이 계속되면 자율신경을 매개로 방광의 기능이 흐트러져 뇨가 약간만 쌓여도 화장실에 가고 싶어진다. 경험이 있을 것이라고 생각하지만, 누구나 긴장했을 때 그것이 습관이 된 상태가 신경성 빈뇨이다.

신경질적이 아닌 사람이라도 배뇨나 수술, 폐경 등이 원인이 되어 방광염 증상을 일으키는 경우도 있으나 대부분은 스트레스가 원인이 되어 자율신경 실조에 의한 신경성 빈뇨를 일으킨다.

● 과호흡 증후군

발작적으로 호흡이 빨라지기도 하고 식은 땀이나 손발의 저림 등을 호소한다. 특히 젊은 여성에게 많다. 심한 경우에는 손발이 굳어지고 의식이 흐려지는 경우조차 있다. 발작 때는 과호흡에 의해 혈액이 알칼리 경향을 띠는 일이 있는데, 비닐 봉지 등을 머리에 씌워 자신이 뱉은 숨을 재호흡시키면 편안해진다.

● 과민성 대장 증후군

대장의 대표적인 자율신경 실조증으로, 변비와 설사를 반복하고 복통(腹痛)을 동반한다. 증상은 대단히 성가셔서 통근 도중에 반드시 내려 화장실로 달려가는 것이 일과가 되어 버린 사람이 있을 정도이다. 그러나 배변을 하면 증상이 훨씬 편해진다.

증상이 심한 편치고 이 병으로 크게 고민하는 사람은 별로 없다. 또 설사가 심할 때도 혈변(血便)이 나오는 일이 있다. 잠을 지배하는 부교감 신경이 지나치게 긴장하는 것이 원인이라고 생각된다.

● 기립 실조 증후군

자율신경 실조증 중에서도 최근에 특히 주목을 끌고 있는 것이

기립실조(起立失調) 증후군이다. 이 병은 일어나거나 갑자기 자세를 변화시킬 때 순환기계에 일어나는 자율신경 실조증이다.

누워 있다가 일어났을 때 심장 박동이 크게 달라진다. 자고 있을 때는 심장이 뇌와 같은 높이에 있기 때문에 혈액도 흐르기 쉽지만 일어나면 심장은 혈액을 높은 위치에 있는 뇌(腦)까지 밀어 올려야 한다. 그러므로 보통 체위가 변하면 혈관이 수축되고 혈액을 위로 들어 올리는 장치로 되어 있다. 이것을 혈관 수축 반사(血管收縮反射)라고 부르고 있다. 그런데 이 병에 걸리면 체위를 바꿀 때 혈관의 반응이 둔하거나 결여돼 버리기 때문에 혈압이 떨어져 버리는 것이다. 혈압의 저하가 심한 경우에는 기립성 저혈압이라고 일컬어 지는 상태에 빠진다.

이렇게 되면 일어났을 때 뇌로 향하는 혈액이 부족해지기 쉬우므로 현기증, 두통, 피로감이 나타나기 쉬운 것이다. 또 심장 증상으로 숨가쁨, 흉통, 갑갑함을 호소하는 경우도 많은 것이다. 하루 중에는 아침에 많고, 계절적으로는 여름에 일어나기 쉬운 것이 특징이다.

기립실조 증후군에 걸리면 몸이 피로해지기 쉽기 때문에 신체적인 활동력은 물론 정신 활동도 저하되는 경향이 있다. 그 결과, 의욕이 없다, 끈기가 없다, 아침에 일어나기 어렵다는 증상이 일어난다. 그 때문에 학교나 회사에 가는 것이 매우 힘들어지는 등 생활 전반에 큰 영향을 주는 문제가 일어난다.

자율신경 실조증은
신경질적인 어린이에게도 다발한다

어린이에게도 자율신경 실조증이라는 것이 있느냐 라는 느낌을 갖는 사람이 많을 것이라고 생각한다. 그러나 현실적으로는 의외로 많다. 유아에게서 자주 볼 수 있는 자가 중독(自家中毒)도 과보호에서 자란 아이나 신경질적인 아이에게 많으므로 자율신경 실조증과 무관하지는 않다고 볼 수 있다.

이외에 발작적으로 배꼽 주변에 통증을 호소하는 반복성 제산통 (臍疝痛)이나 습진, 야뇨증, 기관지 천식 등도 자율신경 실조증과 관계가 깊은 병이다.

● 기립성 조절 장해

또 국민학교 고학년이나 중학생이 되면 '기립성 조절 장해'가 문제된다. 이것은 앞에서 서술한 기립실조 증후군의 하나로, 현기증이 일어나면 기분이 나쁘다거나, 잔소리를 듣거나 목욕을 할 때 기분이 나쁘다 라는 증상이 일어난다. 특히 아침에 컨디션이 나쁘기 때문에 학교에도 지각이나 결석을 자주 하게 된다. 등교 거부를 하는 아이들 중에는 이런 기립성 조절 장해가 원인인 경우가 있으므로 주위의 이해가 요구된다.

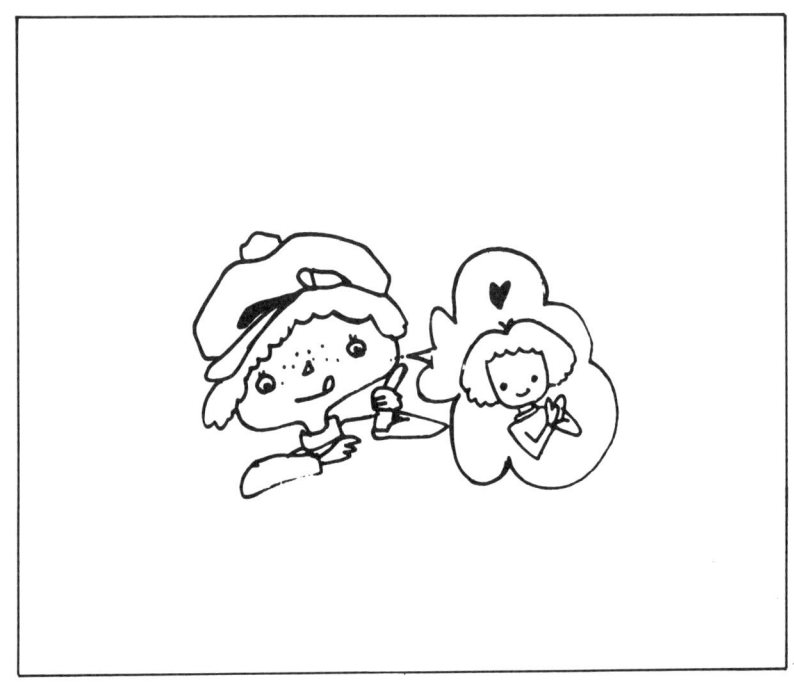

건강한 심신을 보존하기 위한 이론편

자율신경 실조증과 착각하기 쉬운 위험한 병

**자율신경 실조증의 진단이
의외로 어려운 것은……**

　자율신경 실조증은 수많은 병 중에서도 진단이 어려운 병 가운데 하나이다. 이 말은 증상은 많이 나타남에도 불구하고 다른 병처럼 뢴트겐으로 원인을 찾거나 검사 수치로 이상(異常)을 찾아내기 어렵기 때문이다. 위궤양이나 폐염이라면 뢴트겐 사진으로, 간장병이라면 간장 기능 검사로 이상을 찾아낼 수 있겠지만 자율신경 실조증의 경우에는 그렇게 간단하게는 찾아낼 수가 없다. 두통이 있다고 해도 실제로는 뇌(腦)에 아무런 변화도 일어나고 있지 않기 때문이다.

　또 현대 의학이 매우 전문화되어 있는 것도 진단을 내리기 어렵게 하는 원인의 하나가 되고 있다.

　자율신경 실조증은 몸과 마음, 양면에 관계되는 병이므로 하나의 증상에 주목하는 것만으로는 전체의 상(像)을 좀처럼 보기 어려운 것이다.

　그 때문에 의사가 "아무 이상이 없습니다."라고 말하기도 하고,

반대로 아무런 원인이 없는 증상이면 "자율신경 실조증입니다."라고 안이한 진단을 내리는 경우도 적지 않은 것이 현상이다.

특히 자율신경 실조증과 아주 닮은 증상을 일으키는 병에는 주의를 기울일 필요가 있다. 여기에서는 자율신경 실조증과 착각을 일으키는 쉬운 병을 소개하겠다.

우울증이나 분열증에서도 비슷한 증상이 일어난다

● 가면 우울증

자율신경 실조증과 자주 혼동되는 것이 이 가면(假面)우울증이다. 우울증의 하나로 신체적인 증상이 전면에 나타나고, 그 배후에 정신적인 증상이 숨어 있는 경우를 말한다. 신체적인 증상은 자율신경 실조증으로 나타나는 부정수소와 아주 비슷하기 때문에 주의하지 않으면 자주 자율신경 실조증과 착각을 일으킨다.

그러나 가면 우울증은 어디까지나 우울증의 일종이므로 정신 상태를 동반하고 기력 저하로 신체적인 기능이 전반적으로 저하되는 것에 의해 몸의 활동성이 손상되고, 그 결과 수면, 식욕 부진, 권태감 등의 신체 증상이 하루 중에서도 아침에 강하게 나타나며 오후가 되면 경쾌해지는 등 하루 중에 변동을 볼 수 있는 것이 특징이다.

가면 우울증은 특히 중년 여성에게 많고 자녀의 독립, 결혼, 육친과의 사별, 남편의 퇴직, 진로 등이 유인이 되어 일어난다고 생각되고 있다. 치료도 자율신경 실조증과는 달리 항우울제가 효과적이다.

● 신경증(노이로제)

신경증이나 히스테리로 볼 수 있는 정신 증상이 원인이 되어 여러 가지 신체 증상을 일으키는 것을 말한다. 신경증인 사람은 아무튼 몸의 변화에 신경이 집중되기 쉬우므로 그 때문에 여러 가지 증상을 계속해서 일으켜 버리는 것이다.

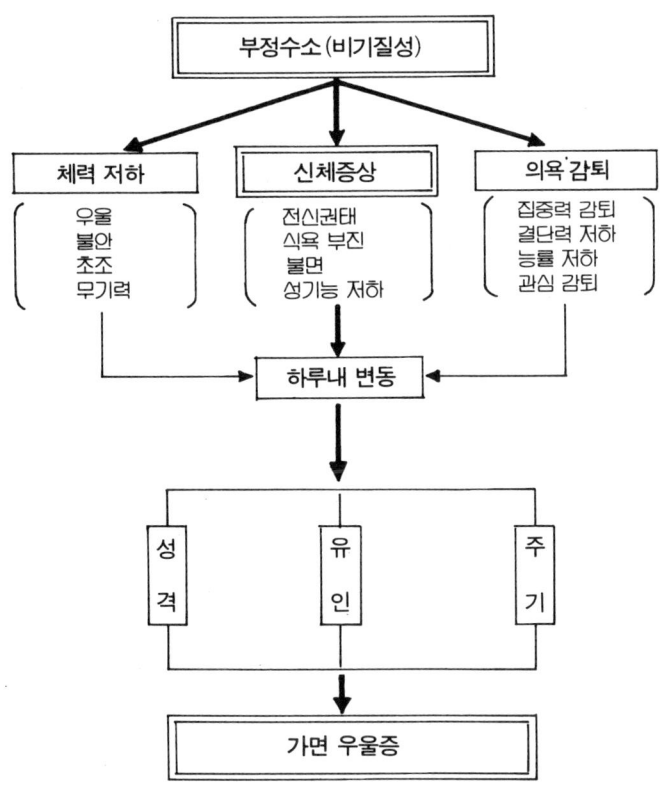

그림 10 가면(仮面) 우울증으로 일어나는 부정수소

자율신경 실조증은 신체 증상이 중심으로, 여기에 정신적인 증상이 부수적(付隨的)으로 동반된다. 그 점에서 신경증과는 다르다.

그러나 신경증 타입이라고 불리우는 자율신경 실조증의 경우에는 심인(心因)이 강하게 작용하고 있으며, 본래의 신경증과 확실한 구별이 가지 않는 경우도 있다.

● 심신증이나 정신 분열증

심신증이란 심인이 큰 원인이 되어 일어나는 병을 총칭하고 있다. 고혈압도 스트레스가 큰 비중을 차지하고 있는 경우에는 심신증으로 분류한다. 자율신경 실조증 중에서도 심인이 강하게 작용하고 있는 타입이 있으므로 양자는 상당히 구별하기 어려운 것이 현실이다. 그러나 자율신경 실조증에는 심인이 전혀 관여하지 않는 본능성 자율신경 실조증도 포함된다는 점이 심신증과 다르다고 할 수 있을 것이다.

또 정신 분열증 초기에도 신체 증상이 나타나는 경우가 있으며, 자율신경 실조증과 비슷한 증상을 나타내는 경우도 있다.

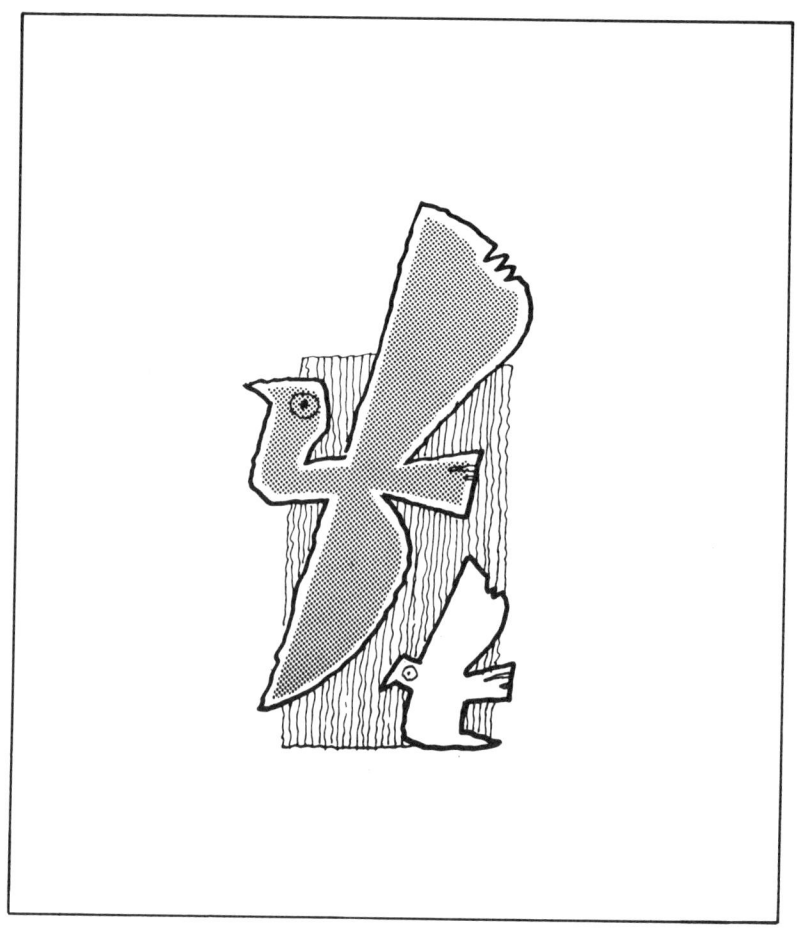

건강한 심신을 보존하기 위한 이론편

병원에서는
이렇게 치료한다

**어느 정도 정성을 들여
검사를 하느냐로
진단 결과에 차이가 난다**

앞에서도 언급했듯이 자율신경 실조증의 진단은 그렇게 간단하게는 할 수 없다. 전문 병원에서는 현재 '제외 진단'과 '적극 진단'이라는 2가지 방법을 이용하여 마음과 몸 전면에 걸쳐 조사를 하고 있다.

이 검사를 어느 정도로 정성들여 실시하고 또 그 진단 기준을 어디에 두느냐에 따라 자율신경 실조증의 진단에 큰 차이가 난다고 해도 좋을 것이다.

● 제외 진단

자율신경 실조증의 증상은 부정소수(不定愁訴)라고 불리우는 여러 가지 증상인데, 경우에 따라서는 부정소수가 어떤 다른 병 때문에 나타나는 경우도 있다. 그러므로 우선 기질적 질환(궤양 같은 장기에 확실한 변화를 인식할 수 있는 병)이 있나 없나를 조사하고 다른 병을 제외시켜 간다. 이 진단이 제외 진단이다.

혈액 검사나 뇨 검사, 뢴트겐 촬영 등 내과의 일반 검사를 중심으로 하며, 필요에 따라 내시경(內視鏡)이나 뇌파의 검사 등을 한다.

또 이 시점에서 우울증이나 히스테리 등 정신과 영역의 병이 의심되는 경우는 그 진단을 받는다.

● **적극 진단**

제외 진단 이외의 병이 있다는 것을 알았으면 신체와 정신, 양면에서 적극적으로 자율신경 실조증의 진단을 실시한다. 이것을 적극 진단이라고 하고 다음과 같은 방법이 쓰인다.

● **신체면의 검사**

혈압이나 맥박 등의 검사 이외에 약물에 의해 자율신경의 작용을 조사하는 약리 검사, 체위 변환 때의 심전도(心電圖), 호흡 기능 등 여러 가지 면에서 자율신경의 작용을 조사한다. 그중에서도 전술한 메코릴 시험은 자율신경 중추의 흐트러짐을 아는 중요한 약리 검사이다.

● **심리면의 검사**

자율신경 실조증 검사는 종래 심리면으로의 어프로치가 자칫 소홀해질 경향이 있었다. 그것이 자율신경 실조증 진단의 약점이기도 했는데, 최근에는 심신(心身) 의학의 발달로 인해 심리면의 검사법도 충실하며, 이것이 검사에서 중요한 비중을 차지하게 되었다.

검사의 중심은 주로 면접과 심리 테스트이다.

면접……병의 시작에서부터 이제까지의 경과, 또 그때까지 받은 치료나 대책, 주변에서나 본인은 병의 원인에 대해 어떻게 생각하는가 하는 것 등을 우선 조사표에 기입한다. 이 조사표를 기본으로 의사와 면접을 하고 의사가 환자의 문제점을 찾아낸다.

심리 테스트……몇 가지 종류가 있으나 현재 자주 이용되고 있는 것은 미국의 코넬 대학에서 개발된 심리 테스트를 개량한 TMI이다. 이것은 신체에 관한 43가지의 질문과 정신 상태에 관한 51가지의 질문으로 되어 있으며, 모두 회답이 10이하인 경우를 정상이라고 판단하고 있다.

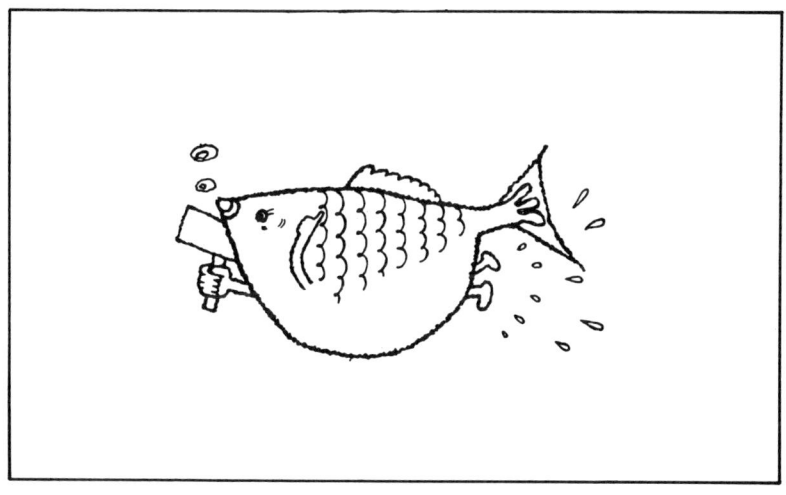

주로 자율신경 실조증의 스크리닝, 즉 의심스러운 사람을 골라낼 때 사용한다. 이밖에 심리 테스트에는 YG테스트, MAS 등의 방법이 있다.

우선 자율신경 실조증임을 납득시킨다

자율신경 실조증 치료는 우선 환자가 자기 자신의 병을 잘 알고 스스로 치료하려는 의지를 갖는 것에서부터 시작된다고 해도 과언은 아니다.

그러나 자율신경 실조증이라고 진단되는 사람에게 있어서 이것은 용이하지가 않다. 그 전형이 '닥터 쇼핑'이라고 일컬어지는 상태일 것이다. 이것은 마치 의사나 병원을 쇼핑을 하듯 바꾸어 찾아다니는 모습을 표현한 말이다. 그 배경에는 자율신경 실조증을 전문으로 연구하고 있는 의사가 적다는 사정도 있다. 그러나 그 이상으로 심각한 것이 환자쪽의 문제이다. 자율신경 실조증인 사람은 자율신경 실조증이 부정수소의 원인이며, 성격적인 문제나 정신적인 면 때문에 생긴 병이라는 것을 설명해도 쉽게 납득하지를 못한다. 어떻게 해서

든지 신체면에서 병을 설명해 주는, 자신이 듣기에 편한 대답을 해주는 의사를 찾아 병원을 전전하는 것이다.

자율신경 실조증은 약을 먹는 것만으로 치료되는 병이 아니다. 환자쪽이 의사의 지도에 따라 치료를 받을 의사가 없으면 치료는 잘 되지 않는다. 그러므로 병원에서는 우선 환자 개개인의 상태에 따라 자율신경 실조증이 일어나는 원인을 잘 설명하고 납득을 얻는다. 이 '치료의 동기 부여'가 자율신경 실조증의 치료에서는 무엇보다 중요한 것이다.

동기 부여가 되었을 때 다음과 같은 약물 요법과 정신 요법을 병용하여 구체적인 치료로 들어간다.

약물요법——
어떤 타입의 자율신경 실조증에나
효과가 있다

자율신경 실조증은 그 타입마다 치료법이 달라지는데 어떤 타입에나 모두에 유효한 것이 약물 요법이다.

① 자율신경 조정제

직접 자율신경의 중추에 작용하여 안정을 기하는 약이다. 정신 안정제와는 달리 정신면에 영향을 주는 것이 아니라 장기(長期)에 걸쳐 사용할 수 있는 것이 이점이다. 특히 심인(心因)이 관계하지 않는 본능성 자율신경 실조증이라고 불리우는 타입의 치료에 효과적이다.

② 정신 안정제

문자 그대로 정신을 안정시키는 약으로, 주로 불안이나 긴장감을 완화시키는 작용을 하므로 항불안제라고도 일컬어진다.

심인의 큰 신경증형(神經症型)이나 정신면과 신체면, 상호 간에 관여하고 있는 심신증형(心身症型)에도 매우 효과가 있다. 단 사용

중에는 잠이 안오고, 현기증이 나며 떨리고, 탈력감이 없는 등의 부작용이 동반되므로 차의 운전이나 위험한 작업은 중지한다. 또 복용 중에 알콜을 마셔서는 안된다.

③ 비타민제

자율신경의 밸런스를 유지하는 데는 비타민제도 중요하다. 비타민 A나 B군, C는 물론이며, 최근에는 비타민 E가 주목되고 있다.

④ 호르몬제

갱년기나 난소 적출(卵巢摘出) 후의 여성에게 나타나는 자율신경 실조증에 자주 이용된다.

그러나 호르몬의 작용은 복잡하므로 사용은 의사의 관리하에 신중하게 행해져야 한다.

그밖의 증상에 맞게 항우울제나 수면을 유도하는 약 등도 이용된다.

정신 요법—
'마음'의 치료만이 아니라
'몸'의 어프로치도 필요

자율신경 실조증은 심신(心身) 양면에 관계되는 병이다. 그러므로 정신 요법도 단순히 마음을 치료하는 것 뿐만이 아니라 정신면에서 신체로 어프로치해 가는 방법과 반대로 신체에서 정신면에 영향을 미치는 2가지 방법이 시험된다. 이중 정신면에서 신체로 어프로치해 가는 것이 심리 요법이다. 한편 몸에서 마음으로 진행해 가는 방법에는 자율 훈련법이나 바이오 피이드백 요법 등이 있다. 또 이 양쪽에 걸친 치료법으로 알려져 있는 것이 모리다 요법이다.

① 일반 심리 요법

마음 속의 혼란이나 오해를 말이나 사물, 태도를 정리, 해결해 가는 방법이다.

치료의 목적에 따라 환자를 지지하여 자신을 회복시키는 '지지요법', 환자에게 자유로운 자기 표현의 장(場)을 부여하여 내적인 문제를 해결하는 '표현 요법', '환자 자신에게 자신의 내부와의 적응법 잘못을 자각시키는 '통찰 요법', 그리고 적응훈련을 쌓는 '훈련 요법' 등이 행해진다.

② 자율 훈련법

자율 훈련법은 독일의 정신 의학자인 슐프에 의해 고안된 방법으로 몸의 힘을 빼고 릴렉스하는 것에 의해 정신이나 신체의 안정을 기하는 방법이다. 이 방법의 특징은 환자가 스스로 치료를 행한다는 점이다. 표 7과 같은 공식에 따라 1일 3회씩 훈련을 한다. 마음의 안정에서 시작하여 최종적으로는 자신을 의식하게 된다. 그동안 의사는 지도자가 된다.

이 방법은 계속하는 것이 중요하고, 자율신경 실조증인 사람의 70퍼센트에게 효과가 있다고 일컬어진다.

③ 바이오 피이드백 요법

내부의 자극에 대한 몸의 반응, 예를 들면 혈압이나 피부 온도의 변동을 소리나 그래프로 환자에게 나타내고 그에 따라 환자 자신의 상태를 억제할 수 있도록 훈련하는 방법이다.

사람과 대화를 할 때 심하게 긴장하는 사람이라면 피부온(皮膚溫)이 상승했을 때, 부저가 울리도록 되어 있다. 이렇게 하면 환자 자신이 긴장하고 있다는 것을 자각하고 릴렉스하려고 노력하다. 이 훈련을 반복하는 것에 의해 드디어 아무런 장치 없이도 자신을 조절할 수 있게 된다.

건강한 심신을 보존하기 위한 이론편

이런 성격의 사람일수록 자율신경 실조증에 시달리기 쉽다

**부모로부터 물려 받은
체질은 무시할 수 없다**

　이제까지의 설명으로 추측할 수 있듯이 자율신경 실조증에는 분명히 증상이 나타나기 쉬운 타입의 사람과 그렇지 않은 사람이 있다. 여기에서는 어째서 그런지 그 원인을 생각해 보자.

　자율신경 실조증에 빠지기 쉬운 요인의 하나로 태어나면서부터의 체질을 들 수 있다. 냉증이나 저혈압, 아무리 먹어도 살이 찌지 않는다거나 피로가 빨리 온다는 체질은 자율신경 실조증인 사람에게서 자주 볼 수 있는 체질이다. 양친 중 누군가에게 이런 체질이 있는 경우에는 그 자식에게도 같은 체질이 나타나기 쉬운 것이다.

　체질 자체가 병으로 직결되는 것은 아니지만, 이런 체질인 사람은 태어나면서부터 자율신경의 작용이 민감한 것 같다. 그 때문에 사춘기나 갱년기에 호르몬 분비가 변동하기도 하고, 기후 변화 등 자극이 가해지면 보통 사람에 비해 자율신경 실조증을 일으키기 쉬운 것이다. 즉, 자율신경 실조증 그 자체가 유전인 것이 아니라 자율신경 실조증을 일으키기 쉬운 체질이 부모에게서 자식으로 물려지는 것이다. 특히 여성의 경우에는 모친이 갱년기 장해나 자율신경 실조증으로 고생을 한 경험을 갖고 있는 사람은 주의하는 편이 좋을 것이다.

제멋대로 한다거나 꼼꼼하다거나 신경질적인 사람은 주의하자

그러나 이런 체질 보다 오히려 더 큰 문제라고 일컬어지고 있는 것이 성격이다. 꼼꼼하며 작은 일도 정확히 해내지 않으면 성에 차지 않는 사람, 내향적인 사람, 몸에 신경을 많이 쓰는 사람……. 이런 타입은 느긋한 성격의 사람 보다도 자율신경 실조증에 빠지기 쉬운 경향이 있다.

이런 성격은 견해를 달리 하면 세심하며, 다른 사람을 배려해 주는 성격이기도 하다.

그러나 특히 자율신경 실조증에 관해서는 이런 성격이 스트레스에 과민하게 반응하여 자율신경 실조증을 일으키기 쉬운 요인이 되어 버리는 것이다.

정신 의학 측면에서 보아 자율신경 실조증이 되기 쉬운 성격이라고 되어 있는 것은 히스테리 성격, 집착기질(執着氣質), 신경질의 3가지 성격이다. 이 분류를 기반으로 자율신경 실조증에 빠지기 쉬운 3가지 성격에 대해 좀더 자세하게 해설해 보겠다.

① 미숙하고 감정이 불안정한 타입

자기 중심적이고 제멋대로이며 자기 현시욕(顯示欲)이 강하고 자신의 생각대로 일이 진행되지 않으면 성에 차지 않아 감정적으로 불안정하며, 금방 울기도 하고 화를 잘 내는 타입인 사람이다. 간단히 말하자면 어린아이와 같은 성격으로서 여성의 경우에는 견해를 달리 하면 귀여운 성격이라고도 할 수 있다.

자율신경 실조증에 걸리기 쉬운 성격

① 성인이 다 되어 있지 않다…미숙한 타입
　허영심…감정 불안정 타입
② 지나치게 꼼꼼하다……과잉 적응 타입
　융통성이 없다……직인(職人) 기질 타입
③ 내성적으로 풀이 죽기 쉽다…무기력 타입
　지나치게 신경을 쓴다…과민 타입

그러나 이런 성격의 사람은 주위 사람들과 협력하는 것이 서툴고, 그 결과 주위와의 '부적응'이라는 스트레스를 일으켜 자율신경 실조증에 빠지게 된다. 일반적인 성격 경향으로 말하자면 히스테리 성격으로 분류된다.

자율신경 실조증 이외에도 이 타입은 우울증이나 심신증(心身症)에 빠지기 쉽다.

② 과잉 적응, 직인 기질(職人氣質)인 타입

상당히 꼼꼼하고 책임감이 강하며, 노력형인 타입이다. 성격적으로는 아주 훌륭하지만, 반면 주위의 기대에 부응하기 위해 무리한 일에도 노력을 다하려고 지나치게 애를 쓴다. 융통성이 없다는 것도 이 타입의 특징이라고 할 수 있을 것이다. 그 때문에 자신을 누르고 누른 결과, 마침내는 자율신경 실조증에 빠져 버리는 것이다. 일벌레라고 일컬어지듯 회사에 있어서는 바람직한 존재이지만 무의식 중에 과잉 적응에 빠져 자율신경 실조증이 되기 쉬운 타입이다.

③ 무기력, 과민 타입

간단히 말하자면 신경질적인 타입이다.

상당히 신경이 날카로워 사소한 일이나 타인에 대해 지나치게 신경을 쓴다. 그러나 그것이 지나치면 참을 수 없는 극단적인 상태가 되어 버린다. 그러므로 신경이 지쳐버리고 자율 신경 작용에 이상이 생기게 된다. 또 내향적이고 고민을 많이하며, 기분이 우울하고 때로는 아무런 기력도 없는 상태까지 가는 경우도 있다.

 몸의 작은 증상에 지나치게 얽매여 점점 병을 확대시켜 버리는 것도 이 타입에 많은 증상이다.

 이런 성격 경향에 집히는 것이 있는 사람은 다음에 서술할 일상 생활의 마음가짐을 참고로 하여 적극적으로 자율 신경 실조증 방지에 노력하도록 하자.

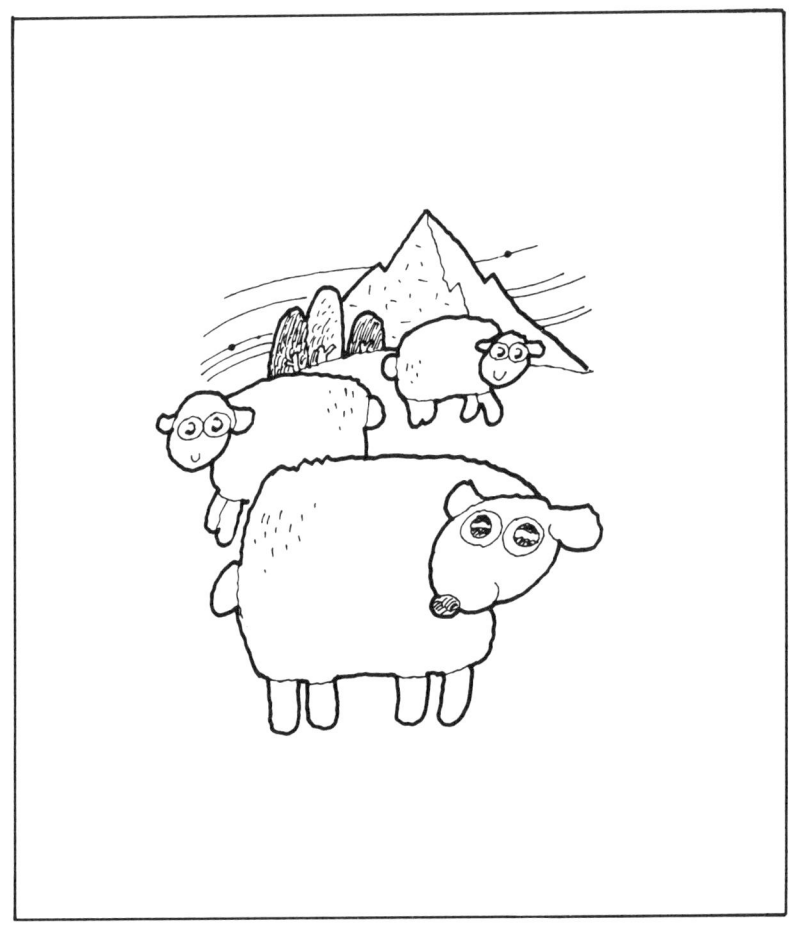

건강한 심신을 보존하기 위한 이론편

마음가짐 하나로
자율신경 실조증 증상은
훨씬 완화된다

**스트레스에 꺾이지 말고
적극적으로 맞선다**

　자율신경 실조증에는 체질이나 성격과 함께 외부로부터 가해지는 스트레스가 방아쇠로 작용한다.
　스트레스 투성이인 현대 사회에서는 직장의 스트레스를 가능한 집안으로 갖고 들어가지 않도록 노력해도 그것을 완전히 피할 수는 없을 것이다. 그렇다면 과연 스트레스에 어떻게 맞서면 좋을 것인가.
　그 방법으로 우선 첫째로 들 수 있는 것은 스트레스에서 도망치는 것이 아니라 적극적으로 관리해 가는 것이다. 회사에서 트러블에 둘러싸여 있을 때는 회사를 쉬면 일시적으로 스트레스에서 해방된다. 그러나 다시 일로 복귀하면 또다시 같은 스트레스로 고민하게 될 것은 불을 보듯 뻔한 일이다. 가정에서의 트러블도 마찬가지이다. 오히려 도망치려고 하면 할수록 중압감은 커진다고 해도 좋을 것이다. 스트레스에서 도망치려고만 해서는 결코 좋은 결과를 얻을 수 없다.

이럴 때는 적극적으로 스트레스에 대항하는 것이다. 우선 생각해야 할 것은 스트레스는 인간에게 있어서 반드시 마이너스 요소만 되는 것은 아니라는 점이다. 적당한 스트레스는 마음과 몸에 긴장감을 주고, 생활에 탄력을 주는 자극이 된다. 샐러리맨이 정년 퇴직을 하면 갑자기 늙는 경우가 있는 것도 회사라는 적당한 스트레스를 주는 장소가 없어졌기 때문이다.

스트레스가 적당한 자극인 한 문제가 되지는 않는다. 반대로 스트레스가 불쾌하게 엄습하는 경우에는 자신의 대치법을 변화시켜 가거나 대치할 수 있는 폭을 넓히는 것이 중요하다.

또 기분전환을 위해 취미 등을 갖는 것도 필요하다.

이렇게 해서 적당한 스트레스를 받으면서 그것을 자기 나름대로 컨트롤할 수 있게 되면 자신의 역량을 넓히고, 인간적인 성장을 이루게 되는 것이다.

자기 자신의 성격을
다시 한번 생각해 본다

앞 항목에서도 언급했듯이 자율신경 실조증에는 환자 본인의 성격도 크게 영향을 주고 있다. 자기 자신의 성격을 체크하고 주위 사람과의 관계를 여기에서 다시 한번 생각해 보는 것이 어떨까.

사람에 따라서는 자기 자신의 제멋대로 구는 행동이 주위와의 트러블을 가져 오기도 하고 병에 지나치게 얽매이기도 하며, 자신이 스트레스를 만든다는 것을 알아 차릴 경우도 있을 것이다. 반대로 주위와 일에 너무 신경을 써서 자신에게 부담을 만드는 경우도 있을 것이다.

자율신경 실조증을 예방하고 또 치료하기 위해서는 이런 자기 자신의 성격을 객관적으로 판단하고 성격을 일상적으로 관리해 가는 것이 불가결한 것이다.

자율신경 실조증을
예방하는 일상 생활의 지혜

① 자신이 처해 있는 상황을 충분히 인식한다

자신이 어떤 상황 속에서 어떤 문제를 안고 있는가를 알아 차리는 것이 중요하다. 자신의 성격과 스트레스의 상태를 충분히 인식하고 바르게 고칠 것은 고치자. 물론 성격을 완전히 바꾼다는 것은 불가능하지만, 자신의 성격상 문제점을 인식하여 주의할 수 있는 것은 주의하면 자율신경 실조증을 방지해 갈 수 있을 것이다.

② 집안 사람이나 친구와 자주 이야기 한다

자율신경 실조증에 빠지기 쉬운 사람은 자칫 내향적이어서 고민을 감추어 두는 경향이 있다. 신체적인 고민이라든RK 정신적인 고민이라도 자기 혼자서 고민하지 말고 주위와 상담해 보자. 또 평소부터 친구들을 많이 대하고 내면(內面)을 풍부하게 하는 것도 자율신경 실조증을 방지하는 좋은 방패가 된다.

③ 일은 일, 여가는 여가로 구분한다

일을 하지 않을 수는 없지만, 그와 마찬가지로 중요한 것이 여가, 즉 휴식이다. 휴식을 취하지 않고 일을 하거나 잔업을 계속하면 몸이 과로에 빠지고 자율신경의 균형을 깨트리게 된다. 휴식은 휴식으로 구분하여 충분한 휴식을 취하자.

또 휴식이라고 해도 여기에는 2가지의 의미가 있다는 것을 잊어서는 안된다. 하나는 몸을 쉰다는 것이고, 또다른 하나는 마음을 휴식시키는 것이다. 누워도 걱정거리가 머리에서 떠나지 않거나 일에 대한 생각을 하고 있어서는 마음을 쉬게 할 수가 없다.

취미를 갖기도 하고 운동을 하기도 하여 기분전환을 꾀하도록 하자.

④ '규칙적인 생활'을 잊지 말자

자율신경 실조증인 사람 중에는 생활이 불규칙한 사람도 많다. 자율신경은 원래 일정한 리듬을 따라 기능하고 있으므로 생활이 흐트러지면 그만큼 자율신경의 작용도 흐트러트리는 것이 된다.

⑤ 전문의의 진단을 잘 받는다

이것은 생활상의 예방법과는 다르지만, 꼭 유의했으면 하는 것이다. 자율신경 실조증의 치료는 병의 발생이나 원인을 그 사람의 성격과 환경을 포함시켜 충분히 설명해 줄 사람이 필요하다. 또 생활상의 충고를 위해서도 전문의의 진단은 꼭 받아야 한다. 자율신경 실조증은 마음과 몸, 양쪽에서의 처치가 필요하다는 것을 확인해 두자.

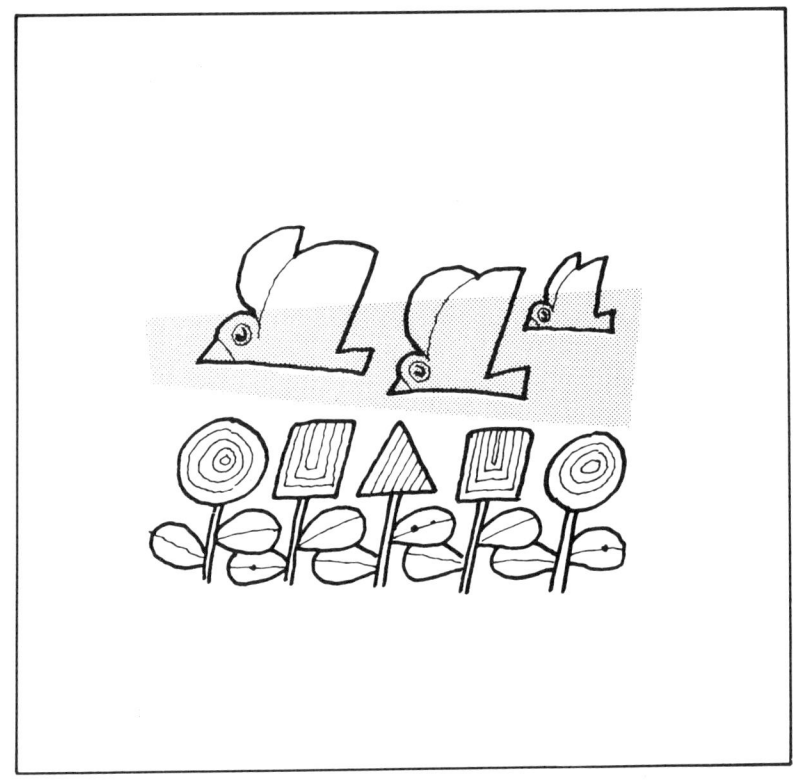

```
  ┌─────────┐
  │ 판  권 │
  │ 본 사  │
  │ 소  유 │
  └─────────┘
```

자율신경 실조증 치료법

2012년 5월 25일 재판
2012년 5월 30일 발행

지은이/ 현대건강연구회
펴낸이/ 최　상　일
펴낸곳/ 태 을 출 판 사

서울특별시 중구 신당6동 52-107(동아빌딩내)
등록/1973년 1월 10일(제4-10호)

＊잘못된 책은 구입하신 곳에서 교환해 드립니다.

■주문 및 연락처

우편번호 ①⓪⓪-④⑤⑥
서울특별시 중구 신당6동 52-107 (동아빌딩 내)
전화 / 2237-5577　팩스 / 2233-6166
ISBN 89-493-0270-5　13510